FOREST THERAPY

Seasonal Ways to Embrace Nature for a Happier You

森林疗法

拥抱大自然、获得幸福的季节性方法

［英］莎拉·伊文斯（Sarah Ivens） 著

戴琴 谢菲 谭洁滢 译

重庆大学出版社

此书献给威廉和玛蒂尔达，这是大自然母亲能给我的最神奇的礼物，同时也为了纪念我的祖母莫莉·纪尧姆，她带给我感激、力量和善良，我每天都想念她。

译者序

心理创伤可以通过很多方式进行自我疗愈，其中大自然是最佳的疗愈师。

我们的团队研究抑郁症近20年，发现大部分饱受抑郁症折磨的人除了进行长期的药物治疗和昂贵的心理咨询外，并没有更好的办法进行自我救赎，他们的家庭也因此在经济、情感上不堪重负。团队成员在自我成长和遭遇心理创伤时，发现大自然带来的疗愈作用如此明显、易得、低成本，这不应在临床中被忽视，因此我们发现这本书的时候如获至宝。虽然这本书是科普书籍，但是却能够很好地帮助临床上因为心理创伤而陷入心理疾病（抑郁症、焦虑症、双相情感障碍等）的人。

本书来源于作者本人的亲身经历，她曾经因工作超负荷导致身体出现健康问题，并开始反思维护自己心身健康的生活方式和理念，她通过出版本书，把自己接触森林疗法得到心身疗愈的经验传播开来，以帮助工作、生活快节奏、高压力的现代都市人更好地亲近自然、疗愈身心。本书主要讲述了森林疗法的概念、意义以及在春、夏、秋、冬不同季节如何亲近大自然，进而在大自然中汲取心身疗愈的能量,以帮助广大读者理解并运用森林疗法的理念和技术,帮助自己和身边的亲人朋友舒缓压力,使其心身得到放松、心灵得到成长以及人生更加幸福。

全书共12章,分为四部分:

第1部分(第1—2章),重点讲述了森林疗法的概念、意义,提供了基于科学研究证据和统计分析数据支持森林疗法效果的内容,为后面的具体方法提供基础。

第2部分(第3—6章),主要讲述了森林疗法在春、夏、秋、冬四季的运用场景和亲近大自然的方法,以帮助个人从大自然中汲取心身疗愈的能量,相互区分又相互联系。

第3部分(第7—11章),分别从亲子体验、自我关怀、亲密关系、美容和美食五方面介绍了践行森林疗法的具体操作方法,对不同季节亲近大自然进行了补充和延伸。

第4部分(第12章),作者对全书进行了总结,并对该领域未来的发展进行了探索。

为了给读者提供更多的内容和背景,全书以关键字、诗文和图片相结合为特色。全书还有详细的参考书目,为进一步阅读和研究提供额外的资源。本书的趣味性和操作性都很强,内容涉及森林疗法的方方面面,也引用了前沿的学术理论和观点,尤其是给出了在春、夏、秋、冬不同季节拥抱大自然的方法和经验,还配有很多充满哲理和美学价值的诗文、图片,为广大读者提供了疗愈心身的科学、可行的方法。

戴 琴

2024年7月15日于重庆

前　言

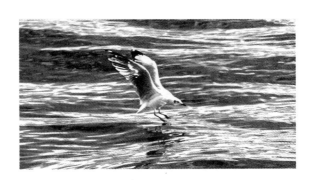

　　在没有小路的树林里有快乐，在孤独的海岸上有狂喜，在无人闯入的深海中有轰鸣的音乐。比起爱人类，我更爱自然。

——拜伦勋爵

　　在树林里散步、在公园野餐或在海里游泳后，谁没有感到更快乐呢？没有人。在大自然中，充分利用户外，感受大自然的馈赠，用双手抓住春天和夏天，以及那些晴朗的秋日和冬日,给人一种令人舒缓的简单和焕然一新的感觉。但遗憾的是,我们正在失去这些技能。我们正在成为被钢筋水泥和待办事项清单困住的生物,在世界发芽、成长和变化之时冬眠。哦,想想我们错过了什么!我们错过了松树和新鲜修剪的草坪的清新香味;我们错过了春天被雨淋湿的粉红色的花朵和让我们眼花缭乱的夏末朦胧的玫瑰。在大自然中,我们会感到孩子般的乐趣,如在秋天穿过肮脏的泥泞,或者在结霜的冬天的早晨滑过一个闪闪发光的世界。进入大自然就是要适应不断变化的季节,并从你周围的自然世界中受益。这是一种触摸天鹅绒般的花瓣,听到吱吱作响的草叶的声音,看到跳舞的蒲公英种子的感觉。它关乎当下和活力,永远不会消失。但现在,我们正在错过。我们待在室内,错过了外面的大自然,这让我们悲伤、焦虑,甚至更糟。我知道,因为这件事就发生在了我身上。

作为一个孩子,在户外是第二天性。我出生在伦敦著名且被保护的沃尔瑟姆森林,因为亨利八世和伊丽莎白一世曾经在这里逃避宫廷的审判和骚乱。我大部分时间都待在泥地里,把落下的花瓣制成香水,或者在我们后花园的樱花树下假装嫁给邻居的儿子。孩子们天生就本能地关注自己的世界,当我经历父母离婚的动荡时,我记得我在家周围的池塘和灌木丛中创造的世界里找到了安慰。我看着蝌蚪的腿长出来,小鸟感激地从忙碌的妈妈嘴里接受午餐,尽管有来自大人的干扰,我还是很高兴。

11岁时,我妈妈和她的新婚丈夫把我和弟弟接到了埃塞克斯,搬到了位于埃平森林的房子里，那儿还有一条路，叫作森林路。自此之后，树木的美对我来说有了不同的重要性。我青少年时期的很多时间都在那里度过，但那时森林是一个挑战自我，远离成人规则和干扰的地方：我和我的朋友们聚集在那里，尝试做通灵板，亲吻可爱的男孩，被偷吸的香烟呛到。现在，作为一个成年人，我可以看到在这些青涩的少年时光，我与永远的朋友们在户外游荡是如何塑造我的。在树林里，我找到了我的立足点，第一次获得了自由。

但在我二十多岁的时候，我搬回到了一个让人愤怒的混凝土迷宫——伦敦，开始把所有的时间都花在从肮脏闷热的地铁到灰色的办公室小隔间的往返上。在我身处一段不幸的婚姻并与一个霸道的老板打交道，感到最受荼毒、最迟钝的时候，我为了我正在研究的一篇杂志文章，拜访了一位能量场疗愈师。她说："你的能量场是绿色的，但它在周围的能量中挣扎。你需要去野外，脱下鞋子，让脚踩在草地上。它会拯救你的灵魂。"显然，我没有理会她。我太忙了，无法享受田园式的乐趣。

2005 年，29 岁的我搬到了一个更让人愤怒的混凝土动物园——纽约，经营一本周刊，在办公室里吃三餐，依靠浓缩咖啡和比萨片等假兴奋剂来生存。我是灰色的；我的生活是灰色的。我雇了一位瑜伽老师（在我灰色的公寓里上课），但我并不健康。除了每年春天在曼哈顿举行的圣帕特里克节游行中喝下的啤酒外，我根本看不到绿色。我的婚姻破裂了，我离婚了，在情感上也崩溃了。一个朋友把我叫出来，把我送到墨西哥的一个度假地，在那里,我们的日子被日出日落、静静的海滩漫步和骑自行车穿过繁茂的森林到充满水的天然井占得满满当当。当我们从树上摘下新鲜的水果,把花插在头发上时,我又把自己找回来了。大自然用贝壳、椰子汁和鸡蛋花的香味抚慰了我破碎的心。

2010年,34岁的我再次见证了自然的力量。当时我和第二任丈夫拉塞尔在亚洲进行了3个月的休假旅行。我们已经努力备孕了18个月,无果,这是一次生育之旅,我们想要通过这种相互照顾、陪伴来放松并更好地思考我们的选择。我们想重新专注于彼此和这个世界。在印度尼西亚,我向电影《美食、祈祷和爱》中的女主角伊丽莎白·吉尔伯特踏上的巴厘岛上的大师寻求帮助。他告诉我,如果我放松一下,冥想一下,与大自然接触,开一家美甲店,我就会有两个孩子。剧透提醒:我现在有了两个孩子,但我不是一个美甲师。

然而,我最有意义的经历发生在几个月后的日本京都一座寺庙郁郁葱葱的庭院里,一位当地导游告诉我要悠闲且安静地穿过竹林,停下来闻闻苔藓,或者感受不同形状的叶子的柔软质感。

我感觉自己就像一个亚洲风格的华兹华斯,在起伏的路上沉思,感受飘落的樱花如五彩纸屑般拥抱着我。几个月来,我一直在担心我能不能怀上孩子,但我的焦虑渐渐消失了。这是一种强烈的感觉,我决定试着将这种感觉带回家。13个月后,我生下了一个儿子。

我以一种有意义的、拯救生命的方式与大自然重新建立联系,这本《森林疗法：拥抱大自然、获得幸福的季节性方法》也会帮助你。它为更好的生活提供了一个简单的处方：去户外生活！我要和你们分享的很多东西都是常识；你只需要重新意识到。这是对前几代人甚至我们的父母的生活方式的回归，它比我们现在的生活方式更受欢迎，同时还结合了对心理、身体和情感健康的丰富研究。

为什么大自然于我们有益

一个人在生活中体验一些森林疗法会有哪些好处呢？以下只是部分科学家、学者和教师的发现。这种美好的户外生活方式可以：

- 降低血压和心率
- 降低焦虑、愤怒、抑郁、肥胖、创伤后应激障碍和多动症（注意力缺陷多动障碍）发生的可能性
- 恢复专注力和注意力
- 改善睡眠
- 增强免疫系统
- 增强对抗肿瘤和癌症的自然杀伤细胞的活力
- 增强能量和活力
- 增强感官意识和知觉
- 促进身体-意识-精神的健康联结
- 增强脑力和思维清晰度
- 增强自尊、同理心、善良和同情心
- 增强创造力和直觉
- 增强敬畏感、好奇和感激
- 促进更健康的衰老
- 逐步培养对自然的热爱和生态保护意识
- 平复神经系统
- 放松过度劳累的大脑

时至今日，我依然不是健身爱好者；我仍然是一个书呆子，喜欢奶酪三明治和巧克力，所以千万不要想象这本书会要求你做一些不可能的事情，或以为它是令人恶心的一本正经鼓吹所谓"健康理念"的书。但是，户外活动对精神和身体健康的好处太有说服力以至于无法忽视——即使是像我这样的人。我和我的家人都在努力让更多的自然融入我们的生活。我每周都和朋友们一起散步，而不是坐在咖啡店里。我和我的丈夫有一段浪漫的户外时光。(这周，我们在日落时分漫步到一个风景优美的山顶，观看国际空间站飞过去——看，我还是个书呆子——而不是选择通常的烛光晚餐。)在确保安全的情况下，我会独自沿着我家附近的小溪散步，以处理我的想法、纠结和待办事项清单。所有这些对我生活方式的改变，不仅让我受益，也改善了我和家人的关系。

接下来的12章旨在鼓励你和你所爱的人去户外，以一种疗愈的方式与自然建立联系，开放所有的感官，并与大地动态地互动，无论是城市公园还是乡村森林。本书字里行间充满了有科学依据的正确的灵丹妙药，能够调适情绪并易于实施的趣闻逸事，用来解决一长串现代困境的有趣想法：从对抗伤害我们孩子的"室内童年"危机，到减轻压力，甚至改善你的肤色。最重要的是，这种基本的疗法——森林疗法和户外活动——是免费的，适合所有年龄段。

尝试让更多的自然融入你的生活不应该是一场比赛或挑战；你没有必须达到的里程数，没有计步器来监测，但投入的时间越长，随着时间的推移，这种关系会变得越有益。本书绝对不是为荒野求生者、牛仔女、登山者或皮划艇爱好者写的，也不是为肾上腺素迷、竞技赛跑者或飞车党写的，更不是为恐惧症患者(有森林恐惧症的人)写的，而是为那些发现自己处于各种有毒环境或死胡同，想要生活得更好的人写的。城市居民可能会试图争辩，自己附近与自然没有任何联系，但他们应该创造性地思考。公园、城市农场、博物馆、画廊或历史地标、养老院花园等都是自然；你不需要到斯坦利公园或红木森林漫游，你可以在任何有树木、有时间、有意愿的地方找到属于你的森林。

如果我们能坚持"在大自然中，对身体和心灵都有好处"的原则，那么本书将帮助你把它变成一个过程、一种实践，而不仅仅是一些听起来不错，但不能腾出时间来实现的东西。就像瑜伽、冥想、祈祷、锻炼、参加读书俱乐部和许多其他有价值的努力一样，与大自然建立一种有意义的关系需要时间，并通过四季的循环往复而加深。我们都将从纳入我们每周日程的户外活动中受益，我们只需要重新学习如何去做。我们需要提

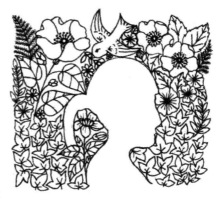

醒自己,跳水、烤泥巴蛋糕、爬树、追逐松鼠、闻花香和森林觅食的美妙感觉。

　　对那些希望与家人重新建立联系却没有头绪的父亲、想要摆脱沉闷生活的"书虫"、需要释放精力的孩子、想要停下来闻闻花香的压力山大的职场人士、需要恢复活力的疲惫的母亲,本书将为你提供答案和建议。我们都知道户外活动对我们有好处。我们的祖先做到了,我们也应该可以做到。这本书将帮助你过上你最难忘、最美妙的户外生活,因为大自然真的是最好的良药。

目　录

1

基于科学和统计学依据

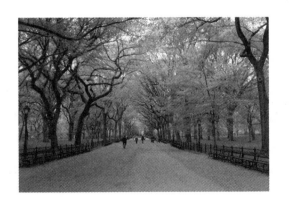

深入观察大自然，你就会更好地理解一切。

——阿尔伯特·爱因斯坦

有大量的科学和统计数据支持为什么我们需要在这本书中立即提供处方。是的,在树林里散步和呼吸新鲜空气的好处可能是如此显而易见,以至于把它变成一场健康革命似乎有些夸张,但是,作为一代父母、伴侣、忧虑者和工人,我们迷失了。

在美国,过去20年来,国家公园和州公园的人均游客量有所下降。哈佛大学公共卫生学院的研究警告我们,美国成年人花在汽车上的时间比花在户外的时间更多。在英国,公园和操场明显比10年前更冷清了,网上购物已经成为一种全国性的消遣,在昏暗的房间玩电脑游戏则紧随其后,成为第二大热门活动。英格兰公共卫生署证实了我们对自然的惰性已成为全球现象,他们的一项研究表明,目前英国人的活跃度较20世纪60年代下降了20%,如果这一趋势持续下去,到2030年这个比例将增加至35%。请想一想,我们正在放弃的所有美好、奇迹和健康益处,这又将对后代产生怎样的影响。

我们知道这在任何层面上对我们都没有好处,但我们不确定如何扭转局面。当我们忙于盯着电子屏幕,从一栋楼坐车再到另一栋楼来跟上世界的脚步时,我们这些忙碌、疲倦、城市居住、郊区生存的人怎么能以一种深刻而有意义的方式真正拥抱自然呢?我们怎么可能重新融入不断变化的季节、大自然的声音和宁静的旋律呢?

但我们知道我们必须找到办法,对吧?因为,我们从来没有如此困惑不安,我们也从来没有意识到需要通过刷社交媒体或阅读头条来提醒我们久坐不动、与世隔绝、待在室内和电子成瘾的危险,生活应该更简单,回到我们的父母和祖父母、我们的祖先那种古老的生活。我们现在就需要这么做。

我注意到花时间——即使一天只花10分钟,如果你只有这么多的话——也可以改变现状。我知道对于个人来说放下手机、关掉电视、放下一杯酒有多难,但我也知道,当我远离这些人为干扰,去我的花园散步或带孩子们去公园,我的心情会得到改善,我会有更多的能量,且毫无疑问会变得更放松。

地球母亲热爱大自然母亲

世界各地的人们开始实施把命名和实践重新与动物和植物进行联系的艺术行为。1982年,作为日本公共健康倡议的一部分,自然对我们的身心健康的重要性的事实和数据开始出现在全球舞台上。日本农林水产省创造了shinrin-yoku这个词(英语翻译为"森林沐浴"),并将一种正念的自然行走的想法变成一种全国性的消遣。当参与者全身心地打开五种感官融入森林环境,深呼吸、沉思行走,以适合疗愈的速度与自然联系时,参与者的健康、福祉和幸福感将提高。在随后的 8 年里,日本官员花费数百万美元研究 shinrin-yoku 的生理和心理影响,并发现了其对免疫力、血压和压力水平的积极影响,每次在树林里"沐浴"后,这些影响可能持续 1 个月。因此他们专门为此制订了 48 条疗愈步道。

在其他地方,健康专家开始关注这种非常真实的需求,树浴俱乐部和正念自然散步小组席卷了美国最时尚的地区,以及压力较大的大城市和英国的乡村嬉皮士天堂。斯堪的纳维亚的 friluftsliv 户外生活(翻译为"自由空气式生活")趋势的重新出现,将那些追求舒适惬意生活方式的欧洲人再次推向户外。

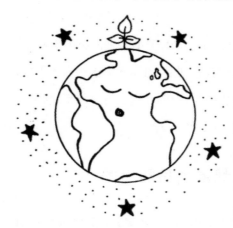

2017 年,联合国的《世界幸福报告》宣布挪威是世界上最幸福的国家,他们的政府关注身心健康,将自由视作决定因素,并强调创建积极的社会空间让人们聚在一起,如公园和自然保护区。在这份报告中,美国排名第十四,爱尔兰排名第十五,英国排名第十九。这肯定告诉我们一些事情吧? 我们不仅要从挪威那里学到一些东西,而且我们21世纪的民族心理也需要重新配置,包括增加户外生活、社会支持,关注自我照顾、心理健康,以及充分利用我们可以得到的东西让我们感觉更好、更强大。我们(美国)在经济上可能比挪威更富有,但在重要的方面——幸福值,我们有一些需要追赶的地方。

英格,55岁

在挪威,大自然无所不在,人们需要不断地参与其中。任何一个典型的挪威人都会说:"没有糟糕的天气,只有糟糕的衣服。穿上衣服,出去。"大自然常年受到尊敬,并塑造着挪威人生活的方方面面。"friluftsliv"这个词体现了挪威的哲学和我们与户外活动的联系:自由、新鲜空气、美好的生活。我感到在这种文化中长大太棒了,我正将这种文化通过每一件事传给我的孩子们。

世界各地政府和教育议程表明,关于与自然重新建立联系的新发明和数据是多么有价值,以及它们如何被用来帮助社会的各个领域。这是一种全球性的需求,而且还在不断增长。以下是几个关键的例子:

芬兰自然资源研究所成立了一项政府资助建议计划:每月在大自然中生活5小时,以帮助芬兰应对抑郁症和酗酒问题。此前,一项政府资助的研究发现,在户外活动过的人在心理上有改善。

在韩国,该国的林务局为癌症患者提供木工艺品,为孕妇提供产前森林冥想,并为被欺负儿童提供露营等活动,所有这些活动都在他们的官方治疗森林里举行,旨在帮助他们的国民感觉更好,并降低国家医疗费用。韩国政府发现,预防是关键,而自然是预防的关键。全国各地有几十个这样的治疗森林,大多数主要城镇的居民都很容易找到它们。

在瑞士,教师们正在建立森林幼儿园——森林游戏学校——通过与所生活的世界进行有意义的互动来鼓励学习,而不是一味关注严格的学业标准,从而让他们的孩子走上正确的道路。他们看到了良好的结果。

纽约州是摩天大楼和压力的代名词,在其官方网站上有一份名为"沉浸在森林里"的指南。那些居住在纽约的人知道,他们的生活方式正在蚕食着他们的生命,事情需要改变。

进入林中

有人认为,森林疗法的一部分好处源于从植物中提取的各种精油,这些化合物组合在一起时被称为植物杀菌素。这些是能在空气中传播的化学物质,具有抗菌和抗真菌的特性,植物和树木通过释放这些化学物质来保护自己免受细菌和昆虫的伤害。但植物杀菌素不仅仅是植物自我保护的方式——只照顾自己。森林中的空气不仅是让我们感觉更新鲜、更好,科学家们现在知道,它是确实对我们有益。森林中的空气富含这些植物杀菌素,吸入它们似乎也能改善人类免疫系统的功能。这些树产生的化学物质是如此强大,以至于当我们吸入它们时,我们的身体增加了白细胞这一"天然杀手"的数量和活性——这些细胞是我们杀死体内肿瘤和病毒所需的细胞。而这只是森林童话故事的开始。

> **名字只是一个名字**
>
> 莎士比亚指出,"不管被如何命名,玫瑰闻起来都一样甜",而不管被如何命名,森林疗法也同样有效!
> · 意大利:al fresco
> · 日本:shinrin-yoku
> · 挪威:friluftsliv
> · 韩国:sanlimyok
> · 西班牙:baños de bosque
> · 英国:forest therapy
> · 美国:tree bathing

选择森林疗法的10个理由

在森林里散步感觉很好,闻起来也很香,我们知道应该这么做。以下罗列出了树木是极好的常青树(为何如此重要)的原因。研究表明,即使你不能去森林,仅仅在城市公园或沿着绿树成荫的街道散步也能产生许多同样的好处。

1.降低精神疲劳　我们似乎都受困于现代生活中的超负荷压力,但我们不知道如何减少它。我们经常说"好的",承担太多,太深入地思考一切。我们纠结小事、精疲力尽。好消息是,发表在《环境心理学杂志》上的研究表明,暴露在森林、湖泊或海滩等恢复性环境中,可

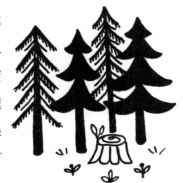

以恢复心理能量,自然美会激发敬畏感,从而促进大脑的活力。研究甚至证明,仅仅是看大自然的照片就可以增加我们的积极思维,所以可以考虑把手机上的锁屏照片切换到最近假期里最喜欢的自然风光照片。森林还有更多好处:花时间看植物、鸟类或任何小细节的神奇的生活环境使我们的大脑能够舒缓和放松,当我们重新投入工作或学习时,可以更有耐心、更加专注,表现得更好。

在户外活动中休息一下后,短期记忆也会得到改善。在密歇根大学开展的一项研究中,参与者接受了记忆测试,然后被分成两组去散步。在重新参加测试时,被送到树木园散步的那组在第二轮测试中成绩提高了20%,而在城市街道上散步的参与者没有任何改善。自然是胜利法宝!

2. 增加创造性 当我还在上学的时候,我很喜欢春天,老师会利用好天气把课带到操场旁边的田野上。我经常觉得,把我的写作或研究带到一个有新鲜空气的绿色空间——即使是在咖啡店里熙熙攘攘、阳光斑驳的露台上,或在一个安静的公园长椅上——也会给我疲惫的心灵注入一种新的活力。在户外,新的想法和新的视角似乎会更快地来到我的身边,现在我有了一些线索来说明原因。密歇根大学的环境心理学家研究了自然的视觉元素(如看着一条小溪、一场日出、一只蝴蝶、一棵古树)是如何缓解一个人的精神疲劳的。他们发现,看着这些温和的、自然的奇迹,可以让大脑在应对现代生活的人为压力后得到恢复和休息,从而能够采取一种新的途径来解决问题。

在自然界中,大脑可以更开放地思考、做白日梦和漫游,这提高了创造力。心理学家指出,在大自然中的好处甚至会持续到回到室内后一段时间,所以在一个重要的头脑风暴会议之前,在公园散步可能是值得考虑的事情。另一项发表在《科学公共图书馆》杂志上的研究发现,人们沉浸在大自然中4天,将创造性解决问题测试的结果提高了50%,这表明户外活动和创造力之间存在正相关关系。更重要的是,他们还提到,在这 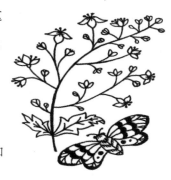 4天里,更少地暴露于现代技术可能是导致这个结果的因素之一,而这是我在这本书中提倡的另一件事。另外,当你通过一条森林小路去游泳池时,你更不容易沉迷于你的电视和笔记本电脑!

3.提升幸福感　我记得作为一个青少年,当我摒弃了以自我为中心的大脑,进入超越自身焦虑和不安的宏大地方——自然,我的焦虑不安得以释放。在我童年的家后面的森林里边散步边与朋友聊天,或者在一年一度的家庭度假中,独自漫步在诺福克的咸沙丘上,这些让我有时间处理问题,把我的沮丧送上天空,然后飘出北海。研究表明,这是一种我们应该坚持一生的做法。《环境科学与技术研究》里的一份研究发现,在树林里散步可以减少焦虑和不良情绪之间的联系;而另一项研究报告称,作为现有抑郁症治疗方法的补充,医生应该把户外散步作为医嘱。

《情感障碍杂志》发布了分析报告,宣布每一种绿色自然环境(不仅仅是森林!)都能改善情绪和提升自尊,这是影响个人幸福感的关键因素,而水的存在——湖泊、河流、海洋——对幸福感的积极影响更加明显。

埃塞克斯大学的研究人员研究了在户外锻炼的人,发现在绿地上只要5分钟的身体活动就能振奋精神和提高自信。埃克塞特大学医学院的研究人员研究了1万个居住在城市的人的健康数据,发现在控制了收入、教育和就业后,居住在绿地附近的人心理困扰更少。

4.增强免疫力 绿色生活真的能让你感觉好点吗?根据科学和统计数据,是的。荷兰研究人员发现,居住在距离绿地0.8公里以内的人的15种疾病(包括心脏病、哮喘和糖尿病等)都显著减少。一个由国际科学家组成的团体对3.1万名多伦多居民进行了关于健康的问卷调查,发现那些生活在树木成荫的街区的人与那些住在光秃秃的、只有建筑物的街区的人相比,心脏和代谢健康都有所改善。《环境健康和预防医学杂志》的一篇文章声称:关于丛林和人类之间的关系尽管需要更多的研究,但处于天然植物杀菌素的环境中所带来的细胞活动增加,也可以普遍增强免疫系统,帮助抗击流感、咳嗽和感冒。

一项研究还显示,如果患者能从病床上看到绿色的自然景色,手术后会愈合得更快。匹兹堡大学的研究人员报道,暴露在自然光中的脊柱手术患者感知到更少的压力和疼痛,与没有接受这种暴露的病人相比,他们需要的止痛药更少,这进一步支持了早期的研究:在病房中看到树木而非砖墙的患者会恢复得更快。我生完孩子之后在医院的环境中只用了3天的时间就恢复了,因此我可以证实这一点。树木能振奋精神,而砖墙不能,尤其是当你不舒服的时候。

5. 增加锻炼和心脏健康　当我有了我的第一个孩子时,我的母亲给了我一条建议:"每天都出去吧! 即使你只是绕着小区散步,出去呼吸新鲜空气,动动你的身体。"这是她给过我的最好的建议,也是我给其他新手妈妈分享的建议。你可能想穿着睡衣躲起来,但让你的四肢在新鲜空气中活动、看到其他成年人、感觉你的心跳更快一点、感觉阳光照在你的脸上,这是无价的。研究表明,尽管你不需要去户外活动(走在跑步机上5公里与走在森林小径5公里将燃烧相同数量的卡路里),但从健身房到一个自然环境,你的身体和大脑会感受到额外的活力。英国研究人员研究了1000名使用加速器和定位设备的英国儿童,发现儿童在户外的活动程度是室内的两倍,这凸显了大自然如何为我们的步伐增添了额外的活力。当然,户外运动最大的好处是,它通常感觉不像锻炼,这使得它成为一种更可持续的生活方式,而不是为了减肥的一时狂热。与独自健身,冰冷的空调风吹在脸上,着迷地看着里程表相比,与朋友在当地公园快走、经过树冠下时观察季节的变化、新鲜空气让你疲惫的皮肤焕发活力,这更活跃、社会化和有趣。

6. 降低压力　呼吸……大自然是一种奇妙的安慰剂。许多研究表明,在森林里锻炼——甚至只是坐在森林里——可以降低血压,降低与压力相关的激素,如皮质醇和肾上腺素,这有助于我们平静下来。即使是看树木的照片或图画也有类似的效果——这就是为什么我的工作电脑上的屏幕保护图像是加州的缪尔森林。

发表在《生物医学与环境科学》杂志上的一项研究表明,窗外的自然景色可以降低工作者的压力,提高工作满意度。来自《斯堪的纳维亚森林研究杂志》的另一项研究发现,与那些待在城市的学生相比,被送到森林露营两天后返回的学生有明显更低的皮质醇水平。《环境健康和预防医学》的研究人员有类似的结果:花时间远离城市环境和进行森林疗法的人们的皮质醇水平和心率均降低。

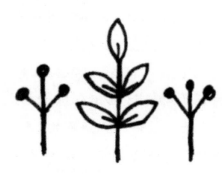

7.增强视力 研究表明,胡萝卜并不是唯一改善视力的自然食物。常识告诉我们,远离电脑屏幕的眩光是有益的,但可能还有更多益处。澳大利亚的一项研究对2000名儿童进行了2年的跟踪调查,发现那些在户外活动时间更长的儿童患近视的风险会降低。在中国台湾的研究报告中,研究人员观察了两所位置相邻且近视率相近的学校。在1年的时间里,有一所学校的学生被鼓励多在户外玩耍。结果如何? 12个月后对儿童进行测试,数据显示户外儿童的近视率为8.41%,而室内儿童的近视率为17.65%。这两项研究都发表在《眼科杂志》上,虽然它们关注的是儿童,但它们确实显示了户外活动对视力的保护作用与通过观察远方的东西来锻炼视力的重要性之间的联系。没有远方的视野、当注意力集中在电视屏幕上、被困在室内时,孩子们的眼睛会变得懒惰。作为成年人,我们深有体会。当眼睛从闪烁的电脑屏幕上移开几分钟时,谁的眼睛没有得到休息？

8.应对疼痛的能力提升　我患有激素性偏头痛,每个月大约有72小时在极度的疼痛中挣扎。在这段时间里,我想安静地躺着,独自忍受;然而,带着两个年幼的、吵闹的孩子,这对于我来说不是一个好的选择。相反,我被迫去学校接送孩子和参观公园。无论把身体拉到户外多么困难,我的精神总是很振奋。满腔的新鲜空气和舒缓的风景对我的头痛有明显的改善效果。一份由英国国家花园计划发布的国王基金委托的报告显示,户外活动,特别是园艺,可以给疾病患者和不适者带来无数身体和心理上的好处,以及自然缓解疼痛。

园艺疗法确实是一种好方法,临床试验的证据表明:除草时身体节奏性转动可以帮助关节炎患者减轻不适和僵硬。Thrive是一家英国慈善机构,鼓励用园艺帮助有疾病或残疾的人,为患有各种健康问题的人提供园艺治疗项目,包括为痴呆症患者举办的活动,帮助其恢复积极的回忆,与他人重新建立联系和进行温和的锻炼。最近我的祖母因患痴呆症去世,我看到她的生活在记忆养老院得以改善。优秀的工作人员把自然带进建筑:花、植物,甚至小山羊和兔子,鼓励居住者每天坐在精心照料的花园里。

9.延长寿命　现在我们从上述研究中知道:到户外活动,拥抱所有绿色和美妙的自然事物将减少早逝的风险,这是有道理的。一个更快乐、压力更小、更活跃的生活是如何避免上述风险的呢?幸运的是,科学家们一直在努力证明这种相关性,并得出了结论:户外活动不仅能让你过上更好的生活,还能让这种生活持续更久。

荷兰的研究人员在《流行病学和社区健康杂志》上发表了他们的发现：致命疾病在那些生活在绿地附近的人中不那么普遍。他们的发现得到了《环境健康视角》上一项研究的支持，该研究发现，他们跟踪的人患癌症、肾病和肺部疾病的风险降低。这两项研究都表明，与自然界的积极关系不仅能促进锻炼、放松和社交互动，而且对心理健康也有显著影响，研究人员认为，这将提高整体健康和延长寿命。

10.拥抱自然使你更友善　这一点我有第一手的资料。把争论、抱怨或态度问题——我的、我丈夫的或我孩子的——放在阳光下总是会变得明朗，进而减少。没有比深呼吸、欣赏这个世界是多么地美丽并意识到这个时刻和我们在其中的位置是多么渺小，更能摆脱那些让你失去理智、生气、不太愉快的烦恼了。不管怎样，说真的，当你面对灿烂的落日或者一只鸟妈妈为她鸣叫的宝宝筑巢时，你怎么能感到痛苦和苛刻呢？顺便说一句，你不是克鲁拉·德维尔（《101忠狗》中的反派角色）——一个可能从来没有花时间在森林里的女人！在一篇发表于《环境心理学杂志》上的名为"户外和自然界对活力的影响"的文章中，一群国际心理学家解释：当

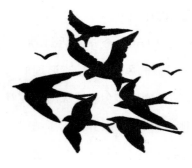

我们花时间在大自然中时，我们为什么会觉得更善良，这是因为当我们意识到自己到底是谁和我们想做什么的时候，我们的大脑和身体得以快乐表达。他们的研究表明，大自然让我们对他人感到充

满活力和慷慨,鼓励我们向外看,而不是向内看。把你的脚趾踩进泥土里,抚摸着橡树的树皮,透过翠绿的树冠寻找阳光——甚至在晴朗的日子里晾晒衣服——提醒我们:我们充满活力,充满可能性。大自然对我们如此慷慨,我们怎么能对别人吝啬呢?

露西,29 岁

现在写这些感觉很荒谬,但在去年年底,我觉得自己快要崩溃了。我不知所措。工作和家庭的压力让我很纠结,我不知道我该如何释放出来。幸运的是,在我最焦虑的时候,我遇到了一位新同事,他建议在我们 1 小时的午休时间里,不要在办公桌前闲聊或抱怨(这是办公室文化),而是去散步,谈论除了工作以外的任何事情。我改变心态,定期锻炼,呼吸新鲜空气,以及对生活方式做了其他调整,真的挽救了我的生命,不至于变得过于沮丧。

来吧! 开心起来,远离季节性情感障碍

不可否认,现代生活已经把我们变成了一个室内物种——这让我们很痛苦,尤其是在寒冷的月份。在阳光和自然光线难以获得的季节,季节性情感障碍(SAD)每年折磨着大约 300 万名美国人,症状从普遍的疲惫无力到严重的抑郁症。那些患有 SAD 的人被告知要接受规定的光疗法(你坐在离模仿户外自然光线的灯箱几英尺远的地方)、抗抑郁药和谈话疗法。但是,除了缺乏阳光之外,SAD 还有更多的原因吗?

美国作家理查德·劳夫是《儿童与自然网络》的创始人之一,他在分析了脱离户外活动对健康的负面影响后,创造了自然缺失症(NDD)这个术语。劳夫认为,这是一种与自然本身的脱节——这在秋冬期间更加严重——让我们感到迟缓和沮丧,而不仅仅是暴露在更少的阳光下。你不会得到NDD的医学诊断,医生也不会开在森林徒步旅行和在瀑布游泳的医嘱,但劳夫发现许多NDD患者之间的共同症状:注意力缺乏、疲惫、情绪不好,和现在广泛承认的季节性情感障碍问题症状相似,给我们更多的理由全年外出。

阳光,你好!

温暖的太阳照在我们的皮肤上时,我们就像被一个温暖的怀抱拥抱一样,因此我们感觉更快乐和健康。但我们也害怕太多的阳光可能造成皮肤损伤,甚至是皮肤癌。这些恐惧几乎成了我们转向今天单一的室内生活方式的理由。如果我们在外面工作,我们每天上下班,匆忙赶到办公室,工作8小时,也许下班后会在跑步机上进行一次毫无灵魂的跑步,然后回到四面都是墙壁的家,最后躺在床上。如果我们在家带孩子或工作,我们花在洗衣机、家庭生活和待办事项清单上的时间可能比在后院多,就像仓鼠在轮子上不停奔跑,然而,当我们以谨慎、深思熟虑的方式暴露在阳光下,好处是无可争辩的。

真正的阳光是什么? 我们对长波紫外线和中波紫外线的损害变得非常谨慎,以至于英国饮食协会(BDA)担心我们不断下降的维生素D水平会使人生病。他们已经宣布了阳光计划,让我们每周进行3次15分钟的户外活动,来补充"阳光维生素",就像每天吃五种水果和蔬菜一样重要。所以,请记住,短途散步时适当享受阳光照射,加上当你长时间外出和/或在一天中最热的时候外出时大量涂抹防晒霜保护好皮肤,可以增加你的健康。以下是三个强有力的原因:

1.阳光会增加我们的血清素水平 "幸福激素"有助于缓解许多常见的疾病,如抑郁、头痛和食欲不振。抗抑郁药通常是增加血清素的医学途径,但它们经常有副作用,比如让我们变得低性欲和低能量。幸运的是,大自然以维生素D的形式给予我们帮助,这有助于促进血清素的产生和释放。维生素D被称为"阳光维生素",因为阳光照射到皮肤上会促进身体的维生素D的合成。肝脏和肾脏会吸收太阳光,并将其转化为这种神奇维生素的生物活性形式。

2.阳光增强抵御疾病的免疫力 哈佛大学医学院的一项研究指出,虽然许多维生素是必要的,但它们不能与维生素D的抗病能力相提并论。研究表明,通过暴露于阳光或服入补充剂,适当水平的维生素D可能对骨质疏松症、癌症、抑郁症、心脏病发作和中风有保护作用。

3.阳光可以帮助我们睡得更好 暴露于阳光下有助于调节我们身体的昼夜节律,让我们有一个良好的晚间休息。我们有多长时间的睡眠、睡眠质量如何,受到光线的影响,尤其是阳光。如果你的生物钟需要重新设置,在一天中的早些时候去户外会提高你白天的警觉性和精力,这可能会帮助你在晚上适当的时候入睡。

你的处方已经准备好了

在本章我概述了当前公认的健康危机,由我们现代的生活方式导致:飞涨的压力和焦虑、维生素D缺乏、ADD(注意力缺陷障碍)和ADHD(注意力缺陷多动障碍)、更多的肥胖、激增的抑郁症发病率、对智能手机和非处方药的依赖,季节性情感障碍(SAD)和自然缺失症(NDD)。然而,事实和数据表明,一件简单的事情,如定期在森林里散步,并与自然界建立有意义的联系,可以帮助我们所有人回到正确的轨道上。

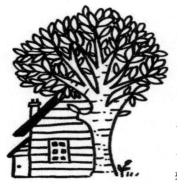

我仍然记得当我真正领悟这一切的那一刻。那是2008年,在墨西哥的一周改变了我的生活,我带着一颗缓慢跳动的疲惫心脏,如一个失去灵魂,只有空壳的专业人士,对我的电子邮件账户上瘾,因失眠症而精疲力竭。我对自己的未来感到疲惫而紧张。远离曼哈顿高层建筑的干扰和压力,待在一个禁止使用黑莓手机和其他移动设备的地方,迫使我思考和分析什么是重要的。

我住的营地没有电,所以我跟着太阳起床,也跟着它的节奏上床睡觉。我安静地在海滩上散步,骑着自行车去天然游泳池。最后一次骑自行车,在整个回家的路上,我感觉轻松和明亮,我记得一路唱起了埃尔顿·约翰之歌:《今晚有人救了我的命》,甚至当天空开始下雨,我浑身湿透了,也没有停下来。在重置我的生活之前,我从没这么做过。(我的歌声很糟糕,其他的度假者可能都很讨厌它!)但那一刻仍然是我一生中最幸福的时刻之一,不像我的婚礼或我的两个孩子的出生那么重大,此刻如此简单,但迷人,因为太阳照在我的皮肤上,血液在我的身体里流淌,眼睛被海岸线的绿松石水域和头上翠绿的棕榈叶弄得眼花缭乱,这些都带给我快乐。大自然教会了我关于我的本性的知识,我需要采纳和培养这些知识。

这种充满自然的新生活方式是多么诱人,让我们的感官沐浴在大自然的美丽中,倾听、感觉、闻和触摸它,而不是把自己锁在一个人造的世界里。我们的心理和身体健康、压力水平、情绪和人际关系都会改善——我们看起来会更年轻(新鲜空气和玫瑰色的脸颊肯定会恢复青春活力),这是多么强大的力量。在下一章中,我将讨论如何毫不费力地在户外活动。

 正念时间

一个简单的开始。在你的院子里,在公园里或森林里花1分钟,对自己重复:"我吸入未来,我呼出过去。"慢慢地、深深地、带着情感地呼吸,然后轻轻地睁开眼睛。

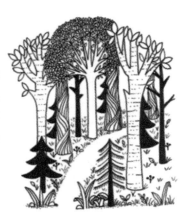

2

漫步于森林之中

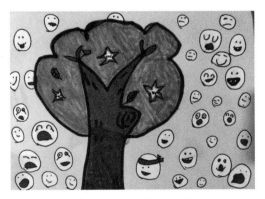

　　爬上山，感受它们的壮丽与宁静。随着阳光流入树木，大自然的宁静也会流入你的体内。风会把清新吹进你的身体，风暴带来它们的能量，而忧虑会像秋叶一样落下。随着年龄的增长，一个又一个的享受源泉被关闭，但大自然的源泉永远不会消失。

——约翰·缪尔

首先，不要害怕。这是一个简单的练习，适用于所有年龄、健康水平和生活方式。就像瑜伽一样，让一些森林疗法和户外活动进入你的生活是一种非竞争性的、可以按照自己的节奏进行的练习，可以是按照日程进行身心参与，也可以是享受地参加。对自己好一点，想想你会得到的所有好处。很快，到户外活动和接触大自然就会成为第二天性。

珍惜现在

你可以立即开始做一些小的调整，即使你没有1个小时的空闲时间在自然中散步。这些小事包括：醒来的时候，不仅看天气App决定当天穿着，还看向窗外，看看云的涌动，风是如何穿过树木的，并倾听当地的鸟儿在早晨用欢快的合唱打招呼。在晚上，不要直接盯着电视屏幕或手机。花点时间看一下外面，注意到天空不断变化的颜色，星星的闪烁，夜晚的声音。呼吸凉爽的夜晚空气，平静地准备睡觉,远离塞满生活的一连串的娱乐活动,花1分钟独处是不会让任何人受伤的。

初学者的森林疗法

你只需要迈出一步,再迈出一步,一切不就是这样开始的吗?但即便如此,也会让人感到神经紧张。就像当我盯着一张空白纸时,所有这些想法、故事和人物都在我的脑海中浮现,但我不知道如何写下来或者把它们表达出来。所以,我紧张地敲键盘,编辑和删除,直到正确的方式开始出现。在混凝土、封闭、灰色的城市里生活、恋爱、工作了10多年后,我也有试图重新接触大自然的想法。我又一次投入了,我知道用手指触摸光滑的草地感觉很好,在微风吹拂的时候茉莉花让我的灵魂更加甜蜜,但我不知道如何驾驭它们。当我已经有了一长串其他优先事项时,我该如何让大自然融入我的生活呢? 随着时间的推移,我意识到我不能,也不应该试着让大自然像一件苦差事一样适应我的日程安排。我只需要注意到她,拥抱她,并在我生活的各个方面欢迎她:我的日常锻炼、我的子女养育、我的人际关系。

我们不能驾驭大自然,也无法从她那里得到最多。我们只能按照她的节奏和韵律,放弃控制,尊重她的不可预测性。把她作为我的向导和常识以构建我的安全网,大自然的奇妙更容易把握。我的计划可能会泡汤,但我会处理的。

> **记住什么是、什么不是森林疗法**
>
> · 它更多的是关于褪黑激素,而不是关于肾上腺素。
> · 它更多的是关于平静,而不是关于竞争。
> · 它更多的是关于自然的奇迹,而不是关于人为的娱乐。
> · 它更多的是关于注意天气,而不是关于抱怨它。
> · 它更多的是关于精神上的收获,而不是关于体重的降低。
> · 它更多的是关于缓慢的疗愈,而不是关于快速的修复。

行动起来的推动因素

1.从设定一个简单的目标开始 不要告诉自己:你必须每天出去,否则就没有意义,这样的话,如果你错过了一次户外活动,你可能就会放弃。这不是马拉松训练,一周一次是一个很好的开始,一个月一次也总比没有好。

2.在你的房子周围留下笔记和照片 提醒你可能有的美丽和宁静。不是把你穿着比基尼的老照片贴在冰箱上来防止情绪化进食。把最辉煌的远景、一个神奇的树梢,或者把翠绿山景的照片放在显眼的地方,如你的牙刷旁边,你就可能在任何食物面前保持无动于衷以防止压力性进食。

3.告诉人们你对森林疗法的发现 从他们的反馈中获得动力,并公开承诺你将致力于这种生活方式。在这个过程中,你甚至可能会吸引到一些志同道合的森林同行者。

4.记日记 记录你在各个层面上的感受:心理、身体和精神。

再读第1章,就知道只有生活方式的改变才能带来改善。坚持更新你的日记,并记录在森林疗法过程中你的不同感受。(另请参见本章末的"正念时间"。)

5. 如果你认为会有帮助,那就报名加入一个自然步行团体 在你走出家门之前,他们就会分享令人兴奋的信息和关于森林疗法对其他成员产生积极影响的令人鼓舞的轶事。

6. 对自己有同情心 想象一下,你正在和你最好的朋友或兄弟姐妹说话。如果他们情绪低落,提到想要开始森林疗法,你会对他们说什么? 你会鼓励他们的,不是吗? 你会期待听到他们的情况。试着把自己当作你自己最好的朋友。

7. 见证一个新的、更快乐、更有创造力、更少焦虑和有更强壮双腿的你 你能做到,不是吗?

8. 承诺奖励自己 给自己一个宽松的时间表和承诺,如果你真的花更多的时间在户外和更少的时间在室内,重视重要的事情和关掉电视,就为自己预订一个周末露营(最好是豪华野营),或与朋友野餐,或为你的花园买一些新的植物。

如果你今天漫步在丛林中……

· 在准备进行一个丰富的森林疗愈之前,考虑一下天气——不是为了阻止你,只是为了让你为所有可能发生的事情做好准备。

潮湿的鞋子,晒伤或撞到鹅卵石的疼痛会剥夺你发现、享受和感觉芳香的能力。提前计划,在背包里打包相关的装备。带水和零食总是一个好主意。

· 虽然资深的树浴爱好者建议不要拿手机,但出于安全考虑,我建议你克制自己,把它放在口袋里。不要查看电子邮件或朋友圈——甚至拍照都应该保持在绝对的最低限度;你的相机应该只拍真正独特的景象,自拍可以搁置。

· 如果待做事项清单有什么不能等待的事情,在你进入大自然之前完成它,否则它会吸收你的心理能量。当你第一次开始练习树浴时,你需要首先清理你的心理收件箱。然后你会发现,即使你即刻有了事情,自己关闭和重启这些时刻也变得更容易。

· 一旦你到达公园、森林、林地小径,就要提醒自己,你不是来这里徒步旅行或比赛的。你在这里是为了呼吸,恢复你对自己、人际关系或你的家人的平静感。如果你需要在某个时间到某个地方,请设置闹钟。如果没有,让时间之父让位于大自然母亲。

· 如果你正在和别人共享这个经历,在开始之前达成共识:这是一次安静的散步,你可以在中间休息或结束时分享故事和你的观察。保持安静是必要的,所以仔细选择你的森林同行者。

· 如果你和孩子们一起散步,安静地散步是不可能的,但你仍然可以设置"60秒沉默"挑战,在他们习惯后延长时间。孩子们都很喜欢这个游戏,尤其是在最后有奖励的时候。

· 如果你是独自去散步,请遵守所有惯常的安全预防措施。

· 第一次散步。按照你自己的步伐前进,随时停下来,倾听你的身体,让你的脚步引导你——你被什么东西所吸引?你的身体感觉如何?平稳地呼吸,吸入那些森林中的香酚。

· 然后坐下来。找一个好地方,进入一个宁静的状态。让一些想法突然出现在你的脑海里,而不让任何东西徘徊或模糊。看看那些大的事物——古树、头上的天空,然后关注那些小的东西——一片树叶、一块石头。深呼吸,感受一下森林香酚流过你的身体。

· 遵守常规:不要制造垃圾,不要搞破坏。不要拿走任何不属于你的东西。不要留下任何可能危及森林生态的东西。

· 离开树林时,回顾一下这些在你的皮肤和灵魂中蠕动的持久的体验,有何感受?你最喜欢的部分是什么?值得吗?你想再做一次吗?恭喜你,你正式成为森林沐浴者。

梅里贾伊德,42岁

最近,我处在人生这样的一个时期:拼命工作赚取足够的收入来维持生计,而我被解雇的丈夫正在找工作。我在一切事情和其他人身上付出和投入了很多精力——我已经精疲力尽了。所以,我决定去找我的母亲,也就是地球母亲。我在后院搭了一个吊床,让自己待在原地,每天什么都不做。我让轻柔的摆动和微风抚慰我的心灵。吊床的轻微包裹感就像一个安慰的拥抱。蓝色的天空,蓬松的云彩和山核桃树茂密的绿叶把我带到了另一个地方。在那里,我还是一个小时候在草地上自由奔跑的孩子,在树林里建造堡垒,感受大自然的支持。我知道,只要我愿意,大自然母亲就会给我足够的平静、时间和空间去疗愈自己。

感官体验

与大自然重新联系的一个重要部分是它给了你打开五官的机会。当你进入森林时，专注于你周围的一切，以及它让你感知的内在感受，弯腰或斜躺，并考虑以下事项：

听觉 你走路的时候能听到什么？倾听树叶的嘎吱作响、树枝的折断、水的隆隆作响、岩石的碰撞、风的沙沙声和动物的碎步疾跑。你能听到鸟鸣声吗？你能听到不同类型的鸟鸣吗？你能分辨出猫头鹰和啄木鸟吗？在你的路上还有其他动物或昆虫嗡嗡作响吗？

在最近的一次野营旅行中，我们被一头当地的鹿在地上奔跑的声音惊醒，它们准备去看看我们——它们的新邻居。即使是在星期天，它绝对比被千斤顶锤、咒骂和警笛吵醒的声音好得多——这一直是我在纽约5年生活里的警铃。

视觉 你能看到多少种不同的颜色？有多少个奇怪的形状？你看到的什么东西让你想起你的童年或家吗？你在这路上看到过

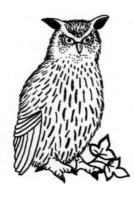

以前从未见过的东西吗？你能看到任何野生动物吗？它们留下什么痕迹了吗？你能看到它们的家吗？它们是家庭群体还是独自一人？

在最近的一次散步中，我看到一群海龟在一根被冲上科罗拉多河翠绿的河岸的原木上晒日光浴。它所有的亲戚都在那里——布满藻类和凹痕的贝壳老祖父母，光滑的青少年海龟——跳到水里运动降温，又轻松地跳起来，还有些龟宝宝，又小又紧张，有些被大的背着。我停下来看了一会儿它们，对着家庭的动态咯咯笑。如果我一直在看我的手机，我一定会错过这一切的。

触觉 爬上一棵树或岩石。你的手的感觉如何？有些树皮比其他的更光滑吗？或者是一些岩石比别的更锋利？翻滚一根原木，感受一下干燥的树皮和它下面的水分之间的区别。寻找不同的自然物品——寻找橡子、松果、成捆的球状苔藓和松针。当你闭上眼睛时，在手掌上滚动你发现的物品。它们的感觉如何？它们是尖锐的还是柔软的？

我们现在住在得克萨斯州，我抚摸巨大的仙人掌时仍旧小心翼翼，怕被刺到，或站在一棵棕榈树旁边时，或感到树叶在微风中掠过我的背时，仍旧激动不已。当然，我确实怀念在英国家乡的森林里漫步时，把我的指尖悬在凉爽的风信子海洋中的感觉。毕竟风信子在得克萨斯州很难见到。

嗅觉 在森林里尽情地深呼吸。它闻起来怎么样？它让你想起了什么？它和你的家、花园、海滨或城市的气味有什么不同？拿起一些叶子或松针，在你的手掌里压碎——释放了什么香气？你喜欢它吗？它让你想起了什么？你能看到什么花吗？如果是这样的话，摘一些花瓣，用指尖捏碎。你闻到了什么气味？它让你想起了什么？当我的儿子威廉一岁的时

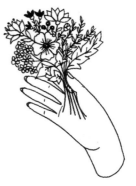

候,我们住在洛杉矶,我们的小家庭沿着太平洋海岸高速公路前往大苏尔。我还记得下车后,我们身后洛杉矶沉重的黑色烟雾被周围松树的神圣香气消除。我刚做母亲的不眠之夜被打倒了,每闻一次都恢复了活力。在一座山上,看着大海,我感觉到几个月来第一次又可以做自己。

味觉 这里的这个词是谨慎的。除非它显然是可以食用的:你偶然发现了满是黑莓或覆盆子的荆棘,或者你在当地的社区花园里发现了一种草药。否则你要先教育自己:有各种各样关于可食用植物的指南书需要你努力学习,或者你可以加入一个专业的觅食小组,或者和专业人士一起参加蘑菇狩猎探险。另一件有趣的事情是挑选一些森林食物,然后带它们回家用来泡茶喝——新鲜的木本茶如松针茶和刺荨麻茶,味道当然很独特,尝试起来也很有趣。

幸福的爱好

如果你想利用你宝贵的业余时间在大自然中来增强你最喜欢的消遣,作为你冥想漫步和休息的补充,我举双手赞成。如果你喜欢自然摄影,赶快吧。如果你喜欢画画,拿一张水彩纸和水彩笔。还有什么更能鼓舞人心的呢? 如果你想在户外的绿色健身房加强锻炼,行动起来吧。森林疗法的目的不是健康,但当你在那里的时候,如果你想,可以燃烧一些卡路里和锻炼肌肉。生活中很少有事情不能通过户外而改善。编织、钩针、阅读、数独……上述任何一种活动都将受益于你在户外时对身体和大脑的自然提升。

喘口气

受森林可以让人平静和安详的启发,你可能想要尝试一下用冥想让自己保持平静。这里有一些给紧张的初学者或室内冥想者的建议。

·找一个舒适的地方。没有刺到脸颊的小树枝,没有硌到屁股的石头,这些不会让你立刻感到更好,反而会分散注意力。花1分钟时间找到合适的地点:一个你可以放松,感受到一切美好的地方。

·藏好贵重物品。是的,你是在享受自然世界的雄伟壮观,但你必须保持理智。把钱包、钥匙等放在口袋里或鞋子里。坐在你的背包上。

·放松你的身体。闭上眼睛,从脚趾到头顶进行放松,在每个身体部位都能感到一种放松而平静的感觉。感受那些细微的不适,然后在精神上把它们抚平。摇晃你的肩膀,拉直你的脊柱,让你的下巴放松,最后,将注意力集中在你的脸上:确保你的眼窝或嘴周围没有任何紧绷感。

·当然,这一切的关键部分是恰当地呼吸——我指的是有节奏、安静和深沉地呼吸。不要强迫任何东西,让空气填满你的肺。想想充满天然植物杀菌素的氧气是如何在你体内的每一部分流动的,从而缓解僵硬和烦恼。

·如果你想要一个咒语,一个通过重复来激励你保持良好状态的短语,那就选择一个。它可以从简单的"吸入和呼出"让你专注于呼吸，或者一些非同寻常、质朴无华却又充满生命力的话，如"我是森林，我扎根于地球，我的祖先是在我头上的天空，我的脚在地上，我的内心充满感激"。尽管去做吧。没有人会知道你说了什么来激励自己。如果有帮助的话，那就全力去做吧，就像奥普拉一样。

· 不要让自己被评判。忽略旁观者，做你的事，因为你在做一件好事。所有这些都是值得记住的，而不仅仅是在森林里穿上嬉皮士装的时候。如果可以的话，经常重复。

把树木带回家

在森林沐浴之后，你可能想在家里的浴缸里尝试一次森林香味的沐浴。大量的木质精油会让森林穿过你家的门，进入你的浴室。通过注入温暖、芳香的沐浴，在容器中燃烧精油，或在它旁边点燃蜡烛，让火焰闪烁，或通过按摩把精油传到你稍微潮湿的皮肤（首先检查精油的浓度，你可能需要把它和身体霜混合）来放松自己。

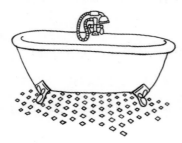

芳香疗法真是太香啦——而且，许多混合在森林里的植物杀菌素都进入了精油瓶，所以不只是"感觉"精油对你有好处，它们确实有好处。本质上说，使用这些森林精油会给你带来类似于在大自然中待一段时间的好处，包括减少压力，提高注意力，改善情绪和减少失眠。倒入，闻嗅，并记住：精油越纯净,它的作用就越强大。

桦树——抗菌能手

雪松木材——肌肉松弛器

柏树——肺开启器

冷杉针——血压调节器

杜松——信心增强器

松树——免疫增强器

檀香——精神提升器

云杉——止痛剂

白冷杉——压力减轻剂

如果想要确定用哪一种植物,并需要快速见效时,在纸巾中加入几滴你最喜爱的植物油,闻一下。如果你想在工作中促进对你和你的同事有利的氛围,在细雾喷瓶中加几滴植物油,然后装满过滤水,喷在你、你的办公桌、你脾气暴躁的老板,或有竞争关系的同事周围,以实现彻底的重启。

黛博拉,50 岁

我生长在20世纪70年代。户外是我们的电子游戏、我们的社交媒体、我们的商场、我们的一切。这是一个纯粹的游乐场,每个季节都很重要。冬天意味着滑雪橇和在池塘上滑冰,天空中的雪花预示着早晨地面上的积雪。春天我们花园里布满连翘黄色树枝,我妈妈发现了被遗弃的知更鸟,用牛奶喂它们,把忍冬分开,吸出一小滴花蜜,如果有一只瓢虫落在我们身上,你会感到很幸运,当然有被蜜蜂蜇伤的风险和被蚊子叮咬的烦恼。我还尝试用放大镜点火,有时甚至成功地点燃了。秋天时扫落叶。每个季节都有气味:这些气味教我们分辨了很多,我们也从父母和祖父母的语言中偶然获得了这种知识。

树木能生钱

伟大的户外是伟大的均衡器——唾手可得的自由的空气和自由的乐趣。现在,我们花太多时间担心预订、买票和被看见。很多次,我为我的孩子们安排了一些大事,结果当他们离开会场时,他们和朋友在水坑里玩得更开心。摆脱思维的禁锢,不要认为付费一定是更好的、计划是必要的。回想一下,我敢打赌,无论如何你最好的一些日子一定是自发的、随意的、狂野的和自由的。在计划你的下一次旅行时,要跳出常规模式(我指的是城市建筑),同时你会发现你的银行账户也会更加健康。

 正念时间

在你的床上也放一本关于日出或日落的日记。根据你的日程安排和睡眠周期来选择写哪一个。每天早上或晚上花60秒来欣赏一天的开始或结束,向太阳打招呼或告别,在你的日记中体现天空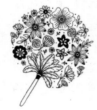的样子和你的感觉:好或坏,平静或焦虑。承认你的感受并反思它们可以帮助你获得对它们的掌控力,并与一些如太阳般强大的事物联系起来,把昼夜循环作为一个很好的提醒:每24小时我们都得到新的开始,这个世界比我们大得多。

3

春：净化心灵

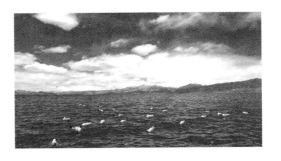

　　春天来了……那些棕色的土地上覆上了新绿，日渐鲜亮，使人不禁希望在夜里穿过它们，每天早上给她的脚步留下更明亮的痕迹。

——夏洛蒂·勃朗特

啊,春天! 绿草的气味弥漫着你的鼻腔,耀眼的阳光于清晨悄悄穿过你的百叶窗——终于! 像一个来自大自然的闹钟。而潮湿的露水清除了昨天的烦恼。即使在我还是个孩子的时候,在一个专注于杰姆娃娃和闪闪发光的暖腿器的狭小世界里,我也记得春天所带来的兴奋。空气感觉更轻、更明亮,而所有的一切——植物、动物和人类——在经历寒冷的冬天之后,从更长的白天和更温暖的天气中得到了振奋。在我的童年时代,一束水仙花感觉不仅仅是一束花,它们带来平和,是一个安抚母亲的妙方,一杯照亮一个混乱家庭的阳光的象征,一堆承诺我一个灿烂的未来的金冠。即使是现在,作为一个更愤世嫉俗、更憔悴的40多岁的人,春天也带来了乐观主义。在大自然中观察这个季节的发芽、生长、盛开和开花并建立联系,只会放大我们所能得到的积极性。

春天为什么这么特别？

当一个季节像春天一样充满绿色和绿草、清新芬芳、肥沃而美妙时，它值得被人们庆祝和崇拜。春分过后，白天变长，夜晚变短，这让我们觉得有更多的机会。冬天的严寒已经结束，夏天的干燥仍在遥远的将来。候鸟以胜利的唧唧喳喳的声音回到树上——它们活了下来，你也活了下来。小动物出生了，小鸡孵化了，新的眼睛看向这个世界。当树木再次发芽时，它们的树叶、果实和整个世界也变成了绿色。

除了这些郁郁葱葱的绿叶树木，好像大自然母亲还没有给我们足够的快乐。在阵亡将士纪念日里有法定的长周末可以享受，在忏悔星期二有煎饼，在圣帕特里克节有好运，还有活生生的或巧克力做的可爱的兔子和毛茸茸的小鸭子——可以在复活节享受。

这也是一年中闻名的时候，我们看到旧的东西逝去，在身体上、精神上和情感上引入新的东西。春天是光线增加和热量增加的季节，这两件事让我们的思想和身体被激活。地球又复活了，你觉得你也可以复活。春天的自然力量让我们感到强大和充满潜力，感觉到从头到脚的生长和开花的能力。你该如何利用这一季节的美妙来改善你的生活、幸福和与所在世界的关系呢？

破茧而出

在寒冷的天气、较短的白天和节日的夜晚进行了传统的过度放纵之后开始排毒，可能需要一些时日。蛋酒会让你昏昏沉沉，也许最后一块糖饼干太上头了。与睁大眼睛、眨着眼进入一个勇敢的、全新的世界相比，躺在沙发上狂看电视更容易些。你可能会感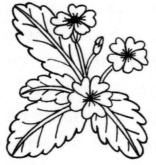到懒散和迟钝，但大自然母亲的帮助随手可得。打开你的房子、汽车和办公室的窗户，让新鲜空气流入。把去年12月以来占领你家的家庭帮手（羊绒袜子、羊毛毛毯和松香味的蜡烛）打包，取而代之的是新鲜水果、芳香的花瓶和装满花蕾的窗盒。每一天都是春天的新开始，与大自然建立强烈的联系——简单的事情就是看着花蕾透过厨房的窗户绽放——会把你和它联系在一起，给你带来伟大、简单、纯粹的快乐。

春天醒了

苏塞克斯大学的研究人员测试了17名健康受试者听各种自然和非自然声音时的大脑活动。当被问及这些声音是如何影响他们时，参与者报告说，自然的声音会导致放松和给人一种积极的感觉，而非自然的声音则会让他们感到压力。随后进行的脑部扫描也支持了这一观点，研究人员注意到人工声音是如何激活与焦虑相关的脑区活动的。所以，关掉电视新闻，通过一扇打开的窗户在早晨例行听闻春季鸟叫合唱，它会让你更平静地开启一天。

摆脱冬眠后的宿醉

摆脱之前的冬季,与现在的春季同步,你可以做的第一件事,那就是给你的衣柜一个彻底的整理。天气可能仍然会有剧烈的变化,所以不要把你保暖的东西全部打包走,只要把沉重而黑暗的衣物移到一个角落,让你的衣橱在春天的节日中朝气蓬勃。如果可以的话,尝试一些新东西,比如戴围巾、项链或穿紧身衣,尝试苹果绿、迎春花黄、番红花红和鸭蛋蓝这些颜色。这些浅色会让人平静下来,而且适合大多数肤色,它们还为黑色、深蓝色和灰色的冬季制服增添了亮丽的色彩。现在也考虑换一下你的香水——尝试一下花香,轻柔的香味就能让你的一天更甜。

扔东西,修理或给它找一个家

春天大扫除中最有价值的是仔细看看占据身体和精神世界的杂乱部分,并据此决定可以扔什么。花一天时间——最好是一个充满雷鸣和闪电的一天,即使是大自然爱好者也不能出去——诚实地面对你真正需要的东西。正如日本管理大师近藤·玛丽所建议的那样,如果一件物品没有给你带来快乐,没有情感价值或没有真正的用途,那就舍弃它。春季是为有趣、新鲜和精彩的事物腾出空间。谁知道呢,今年夏天你可能需要在地下室放租的皮艇,所以现在带着你的旧打印机和陪伴孩子长大的不再使用的滑板车去慈善商店吧。整理文件,粉碎销毁你不需要的文件。看看那堆杂志和报纸,诚实地告诉自己哪些是你真正会去阅读的,然后把剩下的回收再利用。

广阔的开放空间——在你的卧室里,在你的桌子上,在你的储物箱里——帮助你获得一个开阔的、开放的心态,准备好迎接新的冒险。鼓励你爱的人也这样做,尤其是如果你和他们住在一起。如果什么东西不想要、不需要或不能被修复,就把它扔掉。这听起来可能有点像苦差事,但一旦它做完了,它就完成了,你将有足够的空间和时间来做那些能真正让你成长、与世界连接、增加幸福感的事情。没有人后悔做春季大扫除。

让你的想法行动起来

就像一只鸟妈妈小心地把所有坚固、稳定、美丽的东西编织在一起,做一个巢,你需要收集那些你知道会让你的家在今年春天更快乐的东西。我说的不仅仅是物质上的东西——我说的是想法、人、梦想和计划。春天是拿着记事本和笔坐下来思考你想要什么、你不想要什么的最佳时机。也许可以写一份目标清单——你想在夏天前实现的五件事,或者你想在下个月前感觉更好的五种方式。也许你可以为自己写一个春季周末的待办事项清单(每周五给自己买鲜花,每周六散散步,每周日参观一个新的花园或乡村庄园)。

让这个列表工作起来。它让大脑关注真正重要的东西。你也可以试着写一个你想停止做/思考/担心的事情的清单,作为一个提醒:生活是短暂的,你真的不需要每小时查看你的社交媒体,或追三个肥皂剧,或做你所有在健身房的锻炼。收集你写在页面上的梦想生活和理想的春天场景,看着它们在你的现实中生根发芽。

凯特,33岁

人们会这么说但很少这么做:停下来闻闻玫瑰。我总是这样做,我喜欢老式的、气味浓烈的品种,我忍不住停下来闻一闻！花有一种真实、纯粹的美,如果我们记得欣赏它,它可以让大多数感官惊奇。我喜欢春天的花朵,淡粉色的花朵让树枝看起来像挂满了将要滴下来的棉花糖一样。我喜欢在风信子的海洋中徜徉,或者踮着脚尖走过薰衣草地毯。当城市生活让我与生活隔绝时,床边的花瓶,甚至是繁忙街道上的花摊,都让我想起无数的气味和景色。

捕捉春天的热情

春天是尝试新事物和激励自己的最佳时机,这就是为什么它是开始你自己版本的森林疗法和建立与自然世界更深入的联系的完美季节。你已经决定成为一个更快乐、压力更小、更强壮的你——不是一个完全陌生的你。进入一个更新的、不那么焦虑的状态,愿意在你的业余时间拥抱树木。好吧,拥抱树木,我是开玩笑的(尽管它感觉很好)。我想说的是,春天是关于勇敢和尝试的,就像你在森林里看到的所有动物一样,离开巢穴

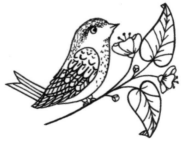

或者离开它们的母亲第一次飞。这是加速辉煌的季节,你是你自己最好的倡导者。

春天是大自然提供一生难忘体验的季节:你错过后会后悔的。以下这些建议来自我自己的"谢天谢地,我要去做"列表:

拿出一只独木舟或皮艇去水上世界冒险 停靠在漂亮的河岸码头休息,看看栖息在这个水域的生物。当安全停靠时,野餐或小睡是一种乐趣,船的轻柔摇晃舒缓了身体和心灵。去年夏天我的孩子说服我在萨福克郡湖划船,在破除我的最初担忧:照看5个10岁以下的孩子、船可能会倾倒后,我们唱歌、漂流,当鸭子从身边飘过时锻炼我们的肌肉,我永远不会忘记这是多么迷人。

围绕着一个城市骑行 这是一种很好的新方式,可以全身心参与并爱上它。这里有一个例子。纽约可能是一个相当沉闷的可以居住的地方,人们像僵尸一样在拥挤的人行道上游行,他们盯着自己的手机,在地铁上挤成一团,或者在出租车交通中陷入雾霾天带来的堵塞。星期天,当我第一次搬到曼哈顿(没有朋友,呜呜),我会租一辆自行车,在中央公园巡游,到一个漂亮的花园湖边吃午饭。这就是我了解和欣赏这个城市的方式。周一会议时的大腿疼痛(我不是一个天生的运动员)是值得的。

赤脚在海滩上跳舞 脱掉你的鞋子、你的压抑和忧虑,然后行动起来。用你的脚趾感受沙子。它不仅能去除你脚底的角质,还能净化你的灵魂。如果你正在考虑摆脱冬天的过度放纵,要知道:在沙滩上行走比在平坦的人造地面上行走多消耗30%的卡路里,所以想象一下在沙滩上跳舞会发生什么。你也不必等到你到了圣巴特岛才去。加尔维斯顿、泽西海岸、基亚瓦岛,都可以。只要找一些沙子舞动起来即可。

凝视北极光　它没有规律,极其善变和擅于隐藏,这一绚丽的景象不会遵循固定的时间表,但一些小技巧会让你更有机会捕捉到辉煌北极光的深夜表演:在冬季或春季云量较少的黑夜前往极光区(阿拉斯加、加拿大、瑞典、芬兰、挪威、苏格兰和冰岛是首选)。为了避免失望,如果北极光没有出现,确保你去了一个你想去的地方——尝试冰川徒步旅行、狗拉雪橇、山地骑马旅行或雪地摩托比赛。

春季歌单

加入这10首热爱生命、充满活力的旋律,完美地迎接春季新的希望和新的开始——以及更多的活力:
· 《不要停下来》
· 《春天来了》
· 《一个父亲的第一个春天》
· 《春天中的第一天》
· 《你是我最好的朋友》
· 《给我信心》
· 《绝对初学者》
· 《想成为某人》
· 《春雾》
· 《春天的表现》

春天纯净你的心灵

你的房子和衣柜都很整齐,你的行李箱里充满了目标和抱负——那你的心灵呢?这个春天,这个传奇的复兴时期,是问自己一些深刻而有意义的问题的完美时刻。找一个安静的地方,一个你可以深呼吸的地方,问自己以下3个问题:

1.我需要改变生活中至今所遵循的任何"规则"吗?

我需要总是对人和事说"好的"吗?我需要从零开始做所有的事情吗?当我觉得举办晚宴压力大且花销大时,我需要举办吗?我们甚至没有意识到,自己陷入了坏习惯和时间成本的限制。我们花时间和我们不喜欢的人在一起,做一些不能让我们的心灵快乐的事情。评估一下你为自己制订的"规则",并改变那些你不喜欢的规则。叛逆一下!打造一种能让你在今年春天和未来的季节更快乐的生活。好好地、诚实地看看你是如何花你的时间的,这将会帮助你腾出更多的时间去做这本书中概述的对你有益的事。例如,我没有熨斗。我的母亲吓坏了,我的岳母吓坏了,我的衣服经常看起来是奇怪的、皱巴巴的,但我不在乎。烫平褶皱并不能决定我或我的家人的幸福,我宁愿花时间在户外玩。

2.我需要放松一下,然后放手吗?

如果你像我一样,在晚上因为烦恼和错误,以及内疚或不安全感而保持清醒,你需要像艾尔莎一样,"随它吧"。让我们像倾倒一堆冬天的雪一样倾倒心中的沉重,看着它融化,随着春天的步伐无负担地向前移动。我总是对事情过于执着,我从小就这样,这对我没有任何好处。我过度分析每件事和每个人，寻找我让他们不安或把事情做错的迹象。弗洛伊德充分挖掘出许多情节来解释我的缺点，但在某个时候——40岁的时候，我就放弃了。一个年长而聪明的朋友此时告诉了我两件事。首先，你不能让所有人都跟你一样，你只需要喜欢你自己。其次，你应该保留任何让你感到温暖和愉快的与朋友或家人的互动。如果你保留不安或激动的感觉，你需要调整你的态度或与他们这种行为保持距离。生活是为了爱和轻松，而不是恐惧或残酷地挖掘过去。而且生活太短暂了，你需要花时间在让你感觉健康、有用和快乐的事情上。

3. 我怎样才能用全新的方式来刺激我的身心呢？

是的，你已经完成了所有的自我分析和回顾。现在，你能做些什么来向前迈出你最好的一步呢？你如何创造这一个无拘无束、自由、快乐的你？以下是一些方法：

· **你可以把你那些"有毒"的朋友（那些因嫉妒、愤怒、攻击性或极度依赖你而痛苦的朋友）换成那些与你兴趣更接近的新朋友。** 在读书俱乐部、瑜伽工作室，在正念的大自然步行中，在你孩子的学校门口，在下班后的社交活动，在当地的园艺俱乐部——任何你喜欢的地方，任何让你的生活更好的地方，寻找这样的人。当你进入这个新的、令人兴奋的季节时，你自然会吸引到志同道合的人，他们也在追求生活中的美好事物。别忘了带着你可爱的老朋友去进行这些新的旅行。

· **你可以和自己竞争，而不是和其他人竞争。** 让自己更快乐、更健康、更放松或更好地阅读。给自己设定挑战，让你作为一个人而积极发展,停止关注别人在做什么或者别人拥有什么。

·**每天做一些让你害怕的事情。** 和一个新朋友交谈,独自散步或自己喝咖啡,开始学习一种新的语言,或者在你种植绿植不熟练的情况下开始在你的阳台上种植香草。可能性是无限的,所以,当你意识到这一点时,那就是你的智谋。

·**找到一个导师。** 也学着做一个导师。找到那些会鼓励你播种下积极想法并希望看着你成长的人,并为另一个人做同样的事情——比你年轻的人,或者在你从事的领域落后于你几年的人。我们都在这个生命的阶梯上,互相拉一把,一起向天空攀登。

·**接受身体挑战,并在日记中体现你的进展。** 我说的不是成为钢铁侠,也不是想要二头肌,而是符合你的生活方式和愿望——每天早上花5分钟进行太阳神拜,每天午餐后在绿树成荫的地方散步,每周日户外游泳。身体运动对精神情绪和积极性的好处是无穷的。

春日读物

这里有五本书,让你在春天的草地上恢复活力:
·《秘密花园》
·《论美》
·《情迷四月天》
·《骗子》
·《万物既伟大又渺小》

四月的阵雨带来五月的鲜花……和橡胶靴

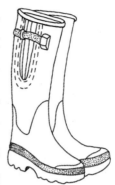

当然，春天并不全是欢蹦乱跳的羔羊和兔子，你在斑驳的树林里漫步，感受到一年中皮肤的第一次温暖，这种感觉让人充满幸福；当然也可能让人感到相当潮湿和单调。有些人倾向于用倾盆大雨作为借口躲在黑暗中，当然，有一个非常真实的理由可以把你生活中的潮湿程度保持在最低限度。但是，倾盆大雨的天气也让我们有机会感到有活力，这是在其他天气无法做到的。为什么在泥泞的水坑里跳跃或让雨滴在舌头上应该是小孩的特权呢？我的意思是，年龄越大，我们就越需要这种天真的、缓解压力的消遣。

我一直很欣赏吉恩·凯利唱《雨中曲》时，那种仿佛全身被雨淋湿后露出的笑容。下次有暴雨的时候，出去重现这一幕（不过，请不要与警察发生冲突哦）。下大暴雨时，你也可以在户外找到一个半遮蔽的地方（锡皮屋顶是最好的），专注于你的感官，听着雨滴撞击你的藏身之处，同时看着木炭云穿过你远方的地平线。当然，雨下不止的一天让你有机会展示可爱的橡胶靴和你渴望穿上的雨衣组合。如果所有这些消遣都不能让你兴奋起来，那就记住，森林——和你的后花园——正在喝这些雨水，在夏天到来之前补充水分，它们喜欢每一滴水。

春天的花

花在每年的春季有很多，象征着这个季节，所以如果可以的话，今年春天给你的家和你自己一束花：

· 水仙花
· 苍兰
· 风信子
· 铃兰
· 木兰
· 牡丹
· 郁金香

斯蒂芬妮，45 岁

在我住的肯塔基州，每年的二月底到三月初，这里起伏的田野和山丘中都会发生神奇的变化。这种变化如此细微，以至于我总是在想其他人是否也能看到。那是地貌色调的变化。冬天的棕色映照出昏黄的天空，随后，大地泛起了一抹紫色，如同一股潮水或波浪在地表蔓延。从逻辑上讲，我把它归功于春天，但我实在不知道其根源何在。但从诗意上讲，于我而言，这是大地气息的变换，预示着即将到来的季节，它温柔地召唤我从自己冬眠的壳中轻轻地舒展和扭动。

　　想着新的起点和全新的开始,这是春天的象征。闭上眼睛,回想一下你10年前的样子。你当时是谁?现在想想你今天是谁。更年长的你会为你今天的世界感到骄傲和兴奋吗?是什么会让我们感到骄傲呢?给自己一个精神上的拥抱,祝贺你取得了这么多的成就。现在展望未来。10年后你会是谁?给自己设定一些目标,想象自己开花成长,像地上的花蕾一样充满了色彩和活力。冥想一下你想要安排的三件事。现在,睁开你的眼睛,开始吧。

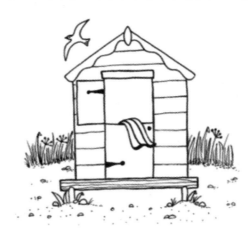

4

夏:拥抱自然

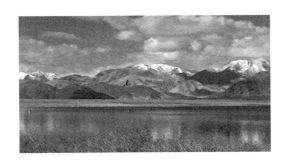

夏日、午后,对我来说,这一直是英语中最美丽的词。

——亨利·詹姆斯

夏天是最性感的季节。气温上升,衣服也被减掉了。皮肤和头发在阳光的照射下闪闪发光,这是一幅红色和粉色的拼贴画。在漫长而温暖的夜晚,茉莉花的香味会在空气中徘徊,与椰子味的羊腿和柑橘类饮料混合在一起。颜色更有活力,人们看起来更快乐。这里有果汁朗姆酒、比基尼、泳池花车和冰淇淋、人字拖、迷你高尔夫球、岩石池和浮桥。这是户外的季节,努力狂欢、尽情放松一下,这是一天的节奏。显然,当温暖的微风围绕你旋转时,在树荫下打盹的复原力永远不会被低估。夏天是一个奢华快乐的季节,即使是大自然母亲也要去度假,坐下来欣赏她的杰作。

选择夏季的科学依据和原因

温暖月份的恐怖故事——黄蜂的巢穴、蚊子叮咬、龙虾红色似的晒伤、破坏发型的湿度——通过应有的谨慎和努力可以避免(或忽略),当然不应该阻止你充分外出,从最热月份的自然优势中获益。为什么呢?

·研究（以及我们自己的经验）表明，我们在夏天吃得更好、更天然、更容易。大量诱人的新鲜水果、沙拉和蔬菜富含维生素C和抗氧化剂，同时低脂、低卡路里。我们也更有可能在温暖的天气里喝下每天推荐的两升水，这有助于清除毒素和改善消化能力。

·紫外线可以将危险的胆固醇转化为维生素D，所以每天在阳光下照射10分钟是降低胆固醇的好方法，从而降低患心脏病和中风的风险。

·气温的升高会降低深静脉血栓形成的风险，因为温暖的天气有助于血管扩张，改善血液循环。

·温暖的天气可以缓解关节炎的疼痛，让患者感到更敏捷和灵活。

·晴朗、阳光明媚的日子也可以减少偏头痛患者发作的概率。

·英国一项针对1.1万人的研究显示，在夏天人们死于心脏病发作的可能性较小。科学家们认为，较高水平的维生素D在保护心脏病患者方面起着重要作用，同时也提高了他们的生存机会。

·温暖的夜晚激励人们脱掉法兰绒睡衣裸体睡觉。如果你和你爱的人共用一张床，这一点很好，因为肌肤之亲会增加催产素，让你感到完全被爱和舒适，这将导致更多的性行为，这本身在身体和精神上都有很多好处。

·你出汗更多。这听起来可能很糟糕，但一次良好的排汗过程确实是打开毛孔、清除细菌和毒素的好方法，这样可以改善你的皮肤状况。更多的汗水也意味着更多的信息素，而身体的自然气味让人不可抗拒。

海上冲洗：水疗法的好处

水的作用非常大。它确实如此，在无数个方面。我们身体的60%是由水组成的（我们大脑的75%是水），所以我们爱它是有道理的。喝水、看水、坐在水中——在夏天，天气更暖和、白天更长的时候，这些都更容易做到。你怎样才能在这个季节增加用水的习惯，使它全年都能自然而然地持续下去呢？

1. 喝水

用喝水的方式开始你的一天。早晨醒来，在你吃或喝其他东西之前，先喝一杯水。这项简单、免费的日常任务将让身体补充水分，恢复夜间消耗的体液。这样做将有助于在体内运输营养物质，保持正常的体温，消化食物，维持大脑活动。一杯咖啡就可以加强大脑的处理能力和创造力，提高记忆力，帮助我们集中注意力。研究表明，晨起首先喝470毫升的冷水可以使一个人的新陈代谢提高24%，所以保持水分也可以帮助你减掉多余的体重。另一件事是，水是伟大的美容剂！随着年龄的增长，脱水是导致我们面部干燥、起皱纹的最大原因之一，所以用水冲洗你的皮肤会让你面部丰满起来，让你青春焕发。

健康指南建议男性每天喝3升水，女性每天喝2.2升水（这也可以包括其他饮料，但不包括使身体脱水的含咖啡因或酒精的饮料），然而，美国疾病控制和预防中心的一项调查表明高达50%的美国人没有达到这个标准。《英国营养学杂志》的一项研究表明，长期的饮水不足会让我们头脑模糊，请确保你不是其中的一员。水会让你更加神采奕奕,通过改善肠道功能和减少头痛让你的身体更轻盈。我记得我是这样开始一天的,在我早上喝咖啡之前,在水壶旁边留下大小合适的杯子,给自己倒一杯水。有些朋友会在温水里加一片柠檬或柑橘,在早上摄入维生素C,在进食其他东西之前这很容易被身体吸收,但我更喜欢凉的和普通的白水。两者都总比没有好。买一个过滤器,这样你就会有美味的、凉爽的自来水——如果你觉得味道太乏味,可以加几片黄瓜或橙子。即使把水和果汁搭配起来喝,也比不喝好。

保持活力,保持水分

在炎热的夏季,定期喝水是至关重要的,尤其是当你在户外散步或锻炼的时候。随身携带一个水瓶,工作时放在桌子上。你也可以在晚上喝一杯花草茶,帮助你放松身体,保持水分。吃富含水分的食物,如沙拉、水果和蔬菜。记住,饥饿感通常只是口渴的感觉——在吃之前喝水,看看这是否能满足你的胃口。如果你的身体脱水,你会感觉到。如果你的嘴唇变干了,那就喝水吧。如果你的尿液是深黄色的,带有强烈的气味,那就喝水吧。

家庭水疗

将两杯浴盐倒入家里的浴缸,缓解疼痛,缓解过度劳累的肌肉,使皮肤补充水分。我总是在浴缸里加几滴薰衣草精油来增加缓解压力的体验。在泡澡水中加入海藻粉会促使身体排出杂质和毒素,这也有助于你的健康。几年前在死海泡了个澡后,我偶尔也会购买那个地区产的瓶装浴盐。

2.在水中锻炼

　　一切都在顺利进行,跳入水中只会改善你的生活。游泳是所有体型和年龄的人的理想锻炼方式,因为它对关节很友好,同时是一项对心脏和肺都很不错的有氧运动。水的阻力能增强肌肉,降低血压。快速自由泳或蝶泳可以让你燃烧最多的卡路里。在温水中游泳已被证明可以减轻僵硬和疼痛,并通过减轻关节上的负荷来增加灵活性,这对孕妇、超重者或关节炎患者特别有用。

　　水疗如游泳或漂浮在水中,对大脑也有镇静作用,在水中的失重感可以让人转移身体和精神上的对生活担忧的注意力。你在游泳过程中的呼吸模式可以调节脑电波,这也会平息导致焦虑的内在思维。

　　在海里游泳有它自己的名字,一个特殊的名字——海水浴疗法(来自一个对我们有益的神,希波克拉底)。海水中含有矿物质,包括钠、氯、硫酸盐、钙和镁——这些都能治疗牛皮癣和湿疹等皮肤病。在海里游泳也可以减少花粉热的症状和呼吸问题;其中一个原因是,水中的盐渍可以减少鼻子和喉咙的炎症。海水中也充满了微生物,可以让人类获得抗生素和抗菌免疫增强剂。那么,让我们抓住这个想法吧,好吗?

亲，试试冰

如果你足够勇敢，在冰冷的湖泊、河流、天然矿泉或海洋中浸泡会激活皮下的温度感受器，释放内啡肽、血清素和皮质醇——所以愉快的感受会涌入（尽管总是要考虑你自己的安全，远离危险）。如果你不喜欢冷水，也不用担心。在温暖的海水中游泳或洗澡会促进血液循环，恢复那些因压力、不良饮食和其他现代生活中的毒素而流失的必需矿物质。

3. 看海

看到海景的价值远超海水本身！新的研究表明，生活在海岸附近对一个人的健康有很大的积极影响，我们大多数人对比并不感到惊讶。谁没有花一段时间盯着海洋，陷入冥想状态，感觉压力和心结随着潮水流动？现在有科学证据表明，盯着大海会改变我们的脑电波，而蓝色在心理上与和平、平静的感觉联系在一起。与此同时，有节奏的潮起潮落会刺激我们过度活跃、过度疲劳的大脑。这一波海洋之爱——景象、声音（让我们不要忘记气味）激活了一种叫作副交感神经系统的东西，它负责帮助我们放松和释放担忧。所以，仅仅看着它——甚至不是喝水或在里面游泳，只是坐在海洋旁边——就能大大促进我们的健康。

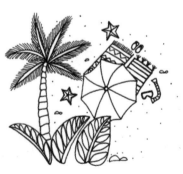

夏日读物

推荐5本非常适合在阳光明媚的夏日海滩上休憩时读的很棒的书:
· 《在切西尔海滩上》
· 《异乡情愁》
· 《蕾丝》
· 《玩偶之谷》
· 《布莱顿岩石》

4. 感受海的味道

维生素海洋——几个世纪以来我们一直喜欢呼吸咸咸的空气——我们可能非常喜欢它,因为海风中充满负离子。《替代补充医学杂志》认为,负离子疗法——呼吸海洋空气的时髦名称——有助于缓解季节性情感障碍(SAD),如抑郁和焦虑的问题。海洋空气也被认为可以稀释肺部疾病患者的黏液,改善肺功能,减少咳嗽和降低鼻窦压力,凸显了海边休养地对我们所有人的好处。海洋空气对我们的健康很有好处,因为它含有微小的海水滴(我们知道,海水中充满了很多好东西),而且基本上不含日常生活中的有害蒸汽(如煤烟颗粒和废气)。所以,即使你不住在海边,也要试着定期旅行,去散步和做几次深呼吸。

058

夏季歌单

这 10 首阳光明媚、海水飞溅的旋律，非常适合这个炎热的夜晚和明亮的日子——会带来更多的快乐：
- 《满口袋的阳光》
- 《啦啦队长》
- 《圣母娜》
- 《草莓秋千》
- 《加利福尼亚女孩》
- 《这不是很好吗》
- 《吸收阳光》
- 《在阳光下行走》
- 《偷我的阳光》
- 《英国夏雨》

安德里亚，41 岁

谁都无法拒绝一个海滩小屋。它从内到外都很完美。每次我都忍不住拍它，它的照片看起来就像是一张明信片。我们的小屋位于没有手机信号的地方，所以我不能整天查看手机，在这个我们全天候使用手机的时代，这是一种解脱。我的孩子们百分之百得到我的关注，如果他们自己打盹或快乐地玩耍，我甚至可以读报纸或杂志，或者只是坐在一边，看大海、听大海、做白日梦。这是一种真实的、珍贵的待遇。

美丽和海滩

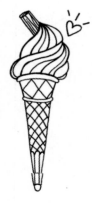

美丽属于海岸。没有什么比海岸旅行更能让人忘却烦恼了。安静地收集贝壳和浮木,专注地寻找螃蟹和珊瑚。夏日待在海边是世界上最自然的事情,也是最奢华的享受,与童年的假期和与朋友的美好时光联系在一起,它带给我们快乐、温暖、怀旧的感觉,本身就让这段旅程值回票价。被沙粒包围也造就了完美的视野。抓一把,看着它溜走。这一活动会带给我们许多人生的启示:生命是转瞬即逝的,生命是美丽的;享受生活中简单的事情;有耐心。

沙疗对身体很有好处。

·在埃及,"沙浴"是一种活动。疼痛和疲惫的人被埋在沙子里15分钟,感受沉重的热沙子的治愈能力,他们相信这可以缓解风湿病和关节疼痛的症状,同时他们得到舒缓的头部按摩。下次你去海边的时候,为什么不让你的孩子给你洗个沙浴呢? 只要记住,保持你的脖子、头部和手的自由,从海平面以上的沙子里伸出来就可以了。

·沙子为手、脚和身体提供了一种伟大的、自然的、免费的去角质的方法,同时可以软化皮肤。可以先下水抓一点沙子,然后用沙子轻轻摩擦自己,再回到海里游泳。或者带一杯沙子回家,和你每天的身体保湿霜或杏仁油混合。首先用光滑的沙子混合保湿霜摩擦身体,然后开始冲洗,做圆圈状摩擦,再用水轻轻冲洗你的皮肤。

几分钟后再冲洗一遍,感受一下不同。你会发现自己的皮肤变得光滑细腻。

· 与在坚固的地面上锻炼相比,在沙滩上行走是用不同的方式锻炼肌肉,同时伸展全身。在沙滩上行走也提供给你一个免费的身体反射学课程。脚下的沙子在不同的压力点上起作用,每一步都释放毒素和压力。

· 在海滩上跑步就像一个自然障碍赛:当你跳过浮木,加速越过涌来的海浪时,它测试你的敏捷性,它让你的心脏以一种独特的方式跳动。

· 甚至躺在沙滩上也会有帮助。在适当的日光浴过程中,你的皮肤不会被晒伤(在涂抹防晒霜前15分钟),这会促进内分泌系统分泌内啡肽,再加上舒缓的环境,可以比去昂贵的水疗中心更让你放松。

· 赤脚在沙滩上行走,也被称为"接触泥土"。这种做法是一种消除多余的正电子的方法,这些正电子在有压力的现代生活中随着时间的推移而积累,通过把它们压入地下(地下有轻微的负电荷),使我们重新回到一个健康的中性状态。赤脚走在户外感觉很好,用裸露的皮肤把我们与自然界联系起来。赤脚也给了我们一个机会平衡走路姿势。

如何在城市的休息时间拥抱大自然

如果你要去海滩度假胜地或山间小屋度暑假,那么你很容易体验到大自然,但在城市工作之余的休息需要更多的计划。在你离开之前,关注你要去的地区的自然博客,或者使用社交媒体上的标签查看地点,记录任何有风景如画的户外区域的可以放松的餐馆、咖啡店和酒吧。问问以前去过野餐和公园的朋友们,买一本指南书,看看哪些博物馆、艺术公园或水上公园有花园供你探索。看看城市里是否出现了人工海滩或划船湖,有没有什么向公众开放的社区花园你可以去逛逛。你也会发现一些城市提供户外瑜伽课程或正念的自然散步。不要因为城市的限制而被困在城市范围内:乘坐公共交通(一种有趣的体验,尤其是在不同的地区)到郊区和更远的地方,探索附近的葡萄园、农场、公园、河流和乡村度假地。

看看在这个地区之内的运动是尝试新事物和享受户外乐趣的好方法,所以当你碰到大型比赛和表演时,请查看当地的列表。

居家度假香料

即使你今年夏天没有飞去一些充满异国情调的地方,你也可以通过尝试一些新的运动或消遣来给你热爱自然的日常生活带来兴奋。试试以下的方法怎么样?

· 在你从未去过的植物园散步，来为开发自己的绿地寻找创意。

· 和有意愿的朋友在当地球场玩一场网球比赛。据我所知，这是一个很好的喝鸡尾酒的借口。

· 在附近的湖泊或河流上划皮艇。

· 排球游戏——这是美丽的人们正在做的事情。

· 一种关于打保龄球的游戏。你可以带上你的装备，去一个有趣的地方玩自己的游戏，或者利用餐厅露台空间来玩游戏。

· 户外电影，你也可以购买或租放映机来放映电影。别忘了吃爆米花。

· 在某个下午去农家乐园采摘草莓。

· 在当地农贸市场寻觅新食品。

· 建立你自己的冰淇淋店——有可食用的闪光装饰物、彩虹糖屑和老式玻璃碗——作为朋友或家人有趣的盛宴。

· 荡秋千，睡在你院子里的吊床上。

· 一场户外音乐会——一起出去参加一场野餐活动。

· 一个草坪风暴游戏——在你的后草坪院上喷涂不同颜色的圆圈，让它变得弯曲。

· 在你黑暗的后花园办一场发光的迪斯科舞会——用发光的荧光棒、发光的项链和闪光的宝贝。

· 带着毯子和一罐鲜榨柠檬汁去附近的草坪上看萤火虫表演。

安娜,30岁

我的法国邻居在准备夏季聚会时,会在她的前花园小路上撒上干薰衣草花蕾。当她的客人们在温暖的阳光明媚的一天的夜晚到达时,薰衣草花蕾被踩在脚下,最美丽、最浓烈的气味充满了她的花园。

夏天的花

这些花在每年的夏季有很多,象征着这个季节,所以如果你可以的话,用一束花把你的家——和你自己——好好装饰一下:
- 山茶花
- 矢车菊
- 大丽花
- 翠雀花
- 飞燕草
- 薰衣草
- 百合
- 玫瑰花
- 甜豌豆
- 晚香玉

直到下一个夏天

乘船旅行,烧烤,公园里的棒球比赛,海边的微笑和日落时的攀登,作为一个夏天的纪念品的用沙做的

美元——神奇的记忆在最温暖的季节似乎更容易形成。当太阳照耀着我们外出探索世界时，我们似乎正处于最佳状态。远离伤感或自我放纵，怀旧地回顾刚刚逝去的夏天，或童年的夏天，可以增加你的幸福感。正如南安普敦大学的研究人员所发现的那样，与朋友和家人一起回忆一些特殊的时刻可以让我们感到与这个世界有联系，并提高我们的自尊。触发这样快乐的回忆可以缓解抑郁，让我们对未来更加乐观。回顾美好时光会给我们一种感激的态度，这反过来会让我们更加善良和有爱心。

当我们走向更黑暗、更沉闷的日子时，你怎么能抓住夏天的感觉呢？

· **不要让照片只待在电脑或手机里**——把它们打印出来，或者选择你最喜欢的12张照片，把它们做成明年的日历。快做吧。你认为你会记住这些照片，并在冬天优先回忆这些照片，但你不会。在记忆很鲜活的时候去做。

· **将你的夏日歌曲设置为你的手机铃声**或你晨起的闹钟铃声。

· **持续冥想**，想象自己在这个夏天最活跃、最满足的地方：你偶然发现的那个未被发掘的地方，或者你在一个长周末参观的花展。回忆那些景象、气味和声音，让怀旧情绪冲刷你。等待微笑掠过你的脸和你的内心。

· **在不安的夏夜不要像往常一样数羊**：数鸡尾酒里的雨伞装饰物，或者今年夏天你去的花圃里的大黄蜂。

· **重读一本你在度假时喜欢的书**。我妈妈在她读过的每一本令人难忘的书的扉页备注了读这本书时她的所在地以及时间，每当她再次打开这本书时,围绕那些虚构的书的现实时刻就会大量涌来。

· 买一件对你意义重大的艺术品或画作。仅仅看你喜欢的海滩、山脉或森林景观,就可以减少焦虑,所以把一幅画放在你每天看到的地方,在很多方面都有帮助。

· 制作一个关于夏天所有的票、通行票据、笔记和照片的剪贴簿,把它们作为一本放在茶几上的书,在安静、反思的时刻阅读。

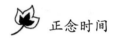 正念时间

坐在海边,闭上眼睛。放松每一块肌肉,放松你的脸,以适应有节奏的海浪漩涡。吸气、呼气、吸气、呼气,深深地、充分地呼吸海洋空气。慢慢地摇晃你的臀部,模仿潮汐的推拉。现在睁开你的眼睛,专注于你身旁的海洋的威严——深度、颜色、力量、美丽和闪耀——然后想象一下让所有这些品质围绕着你。

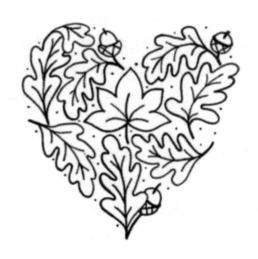

5

秋:爱在深秋

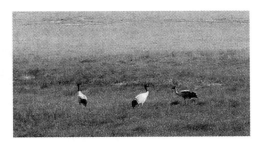

　　这难道不是真正的秋天吗？让我沉醉的那种寂静的忧郁，生命与自然的和谐。鸟儿在商量着它们的迁徙，树叶纷纷呈现出斑驳的苍白色调，开始飘落在大地上，哪怕是人的脚步声也不会扰乱大地和空气中的这份静谧，它们带给我们一种完美的气息，镇静那烦躁的心灵。美妙的秋天！我的灵魂深处与它深深融合，如果我是一只飞鸟，我将围绕整个大地展翅翱翔，寻觅未来一连串的秋天。

——乔治·艾略特

秋天是外界开始变柔和、平静和盘点已经取得成就的季节。变化悄然发生，以一种令人安心的缓慢节奏而非匆忙、恐慌的姿态进行着。当太阳退回地平线时，整个地球呈现出温暖柔和的景象。与亲朋好友欢聚的美好时光为秋天这个收获喜庆的季节增色不少。秋天黑夜渐长，夜空总被篝火、烟花以及柴火、烟火照亮。这个季节有沙沙作响的树叶和嘎吱作响的小路、热气腾腾的苹果酒和温热可口的甜甜圈、馨香的拿铁咖啡和玉米糖以及厚实的干草堆和激动人心的足球赛。诗人济慈曾将秋天描述为"薄雾弥漫、果实成熟的季节"，而我们的日常生活也反映出大自然母亲在秋天宁静放松、心满意足的心情。

秋之颂

秋天在很多方面都对我们的身心有好处，因而它备受大家推崇和喜爱。以下是我们要充分享受这个季节的7个理由：

1.当秋天的早晨天色变得更暗、气温更凉爽时，我们自然更有可能多睡一会儿。秋天是对我们在夏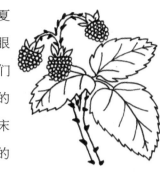天烦躁不安睡眠的最佳补偿，少了刺眼的强光照射和下降的气温都会使我们的睡眠质量更好（有研究表明，理想的睡眠温度应控制在16~21℃）。此时床单上不会残留汗液，空调也没有烦人的嗡嗡声。良好的睡眠会让我们每个人都感到精力充沛、战无不胜。

2.秋天的时令食物种类繁多、营养丰富、美味可口，而且容易烹饪：炖菜、熬汤和砂锅盛放的菜食每天都让人感到温暖和满足，这些菜肴里涵盖了价格合理的南瓜、红薯和各种时令的根茎类蔬菜。在秋天，人们可以毫不费力地享用一种极佳的化合物——胡萝卜素，它有助于预防某些癌症、心脏病和高血压。一块8盎司重的南瓜的维生素A含量是你每日推荐摄入量的200%，此外它还含有大量的维生素E，其对机体的皮肤、牙齿和视力的健康都至关重要。另外，烘烤一些欧洲防风草（又称欧洲胡萝卜）去享用，可以大量补充维生素C以增强人体免疫力。

3.你还可以庆祝秋季开学返校，好好坐下来翻阅一些书籍以汲取知识。秋天是读书学习的好时节。秋天也是培养新爱好或习惯的最佳时节，比如加入读书小组、开始学习一门外语或报名参加学习当地历史的夜校培训班。这个季节是在户外开展这些活动的最佳季节，而不用担心在户外活动时被咬伤或晒伤。

4.秋高气爽的天气不仅对你的皮肤和肺部有好处，还会增强你的大脑记忆力，这一结论已被研究证实。在一项研究中，研究人员将研究被试分成两组，分别对两组被试进行记忆力测试，其中一组被试的记忆力测试安排在阳光明媚、温热的夏天进行，另一组则在凉爽多云的秋天进行，结果表明后者的记忆力测试成绩要更好。

5.秋天是一个完美的季节，你可以在这个季节开始新的户外活动计划，或重拾旧目标。夏天的颓废和过度放纵——熬夜、睡懒觉和到处瞎逛，更不用说大吃大喝——都结束了，在秋天，恢复元气和理智的新氛围随处可见。这个时候你可以重新审视自春天以来自己设定的各种目标，检查你的精神和身体健康状态，然后回到正常的生活节奏中。你可以每周去森林散个步，也可以好好整理你窗外的小花园或者在宁静的清晨进行冥想练习。

6.伴随着夏天的流逝，在秋天你又开始想喝热饮了。绿茶和红茶因为富含抗氧化剂，有助于在低温天气抵御季节性流感，所以请喝点吧。

7.你的头发将在秋天焕发光彩。当夏天潮湿的天气已经过去，冬天过于干燥的天气还未到来，秋天外出时，你的头发丝滑柔顺得刚刚好。

神奇的南瓜

秋天是摘南瓜、吃南瓜、喝南瓜汤、雕刻南瓜、点亮南瓜灯的季节，但这并不是南瓜为你的生活增添的全部情趣。根据美国芝加哥嗅觉与味觉治疗研究中心的研究结果，南瓜的气味会让男人充满欲望。当南瓜与薰衣草混合后，两者产生的气味会使研究对象的阴茎血流量平均增加40%。此外，南瓜还富含锌这种微量元素，能增加机体的睾丸激素水平。将南瓜天然的香味与凉爽、舒适的夜晚相结合，当你在秋日的黄昏漫步时，一切都会变得非常浪漫。哦，还有我的南瓜饼！

翻看一片新叶子

每年秋天，大地被纷纷落下的树叶覆盖着，欣赏此等美景简直是对人灵魂的升华。枯叶的琥珀色变幻莫测，让整个世界变得更柔软，同时也让人自觉地放慢了前行的脚步。这么美丽的秋天，不单单让人觉察到它是可爱的，对我们的大脑来说，它也是十分有益的。行走在李子树和橘子树之间，感受秋天季节变化带来的美丽，能够激活我们大脑的内侧眶额皮质区域，从而有助 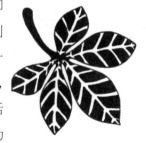 于我们进行敏锐思考和深度放松。红色和黄色是给机体带来刺激的颜色，它们会先给人的眼睛以刺激，然后再给整个人带来兴奋和刺激，所以即使是在午餐时间，快速地穿过公园都会改善你的情绪。

初秋的色彩对比——绿色与红色的对比、黄色与棕色的对比——都吸引着我们的注意力，并刺激着我们的大脑，让我们感受到春夏时节森林还是纯绿色，一到秋天就发生了鲜艳、迷人的变化。这些色彩上的变化对我们而言是一种独特的视觉刺激。此时，我们忘记了日常的忧虑和恐惧，被大自然的美丽所征服——即使只是在户外散个步或放松一下。树在秋天的变化给我们练习正念冥想提供了一个好机会。我们可以问自己：自从我上次来这里到现在，这些树又掉了多少片叶子？秋天什么颜色最打动我？当我们面对生活如此慷慨的馈赠，我们会谦卑地遗忘那些以自我为中心的烦忧，向外去欣赏这个大千世界。

秋日歌单

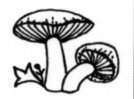

跟着下面10首舒缓、放松的音乐旋律舞动起来吧，这些歌真的非常适合在这个变化而略带凉意的季节聆听，在旋律中与逝去的夏天做个告别吧：

· 《夏日的男孩》
· 《无尽的夏夜》
· 《十一月的雨》
· 《秋叶飘落》
· 《苍白的九月》
· 《情不自禁爱上你》
· 《秋天的男孩》
· 《天灾》
· 《九月结束时叫醒我》
· 《收获的月亮》

适合秋天开展的户外活动

秋天不仅是一年之中最美丽的季节,更是户外运动的最佳季节。初秋的阳光依然灿烂,但已不像夏日阳光那么刺眼;清新的空气使人精力充沛却又感受不到一丝炎热。在秋天可以尝试以下让人身心愉悦的户外活动:

· 摘苹果可以帮你在几小时之内燃烧掉300卡路里。

· 森林中的小路从来没有像现在这样美丽过。当你穿梭于奇妙的树林之中,要当心那些为过冬而忙碌准备的松鼠,因为它们在这个季节要收集橡子和各类坚果。

· 挑选南瓜并把它们拖回家,这有助于锻炼手臂的肌肉。

· 摘黑莓有助于提高人体灵活性,并且能够增加人体的类黄酮含量,可以从夏末延续到初秋。

· 耙树叶可以很好地锻炼人体的心血管系统,每次耙树叶30分钟,大约可以燃烧50卡路里。

· 在满地落叶的树林中跳康康舞(一种起源于法国的舞蹈)是启动机体新陈代谢的好方法。

· 秋天开学后,孩子们陆续回到学校上课,你可以重温你的童年,回到你还是一个孩子的时候,在学校操场上玩户外游戏,如跳房子、跳绳、传接球。我能说越野跑是我青少年时代的噩梦吗?我讨厌它,但有些朋友很喜欢它。如果你也喜欢越野跑,那再捡起这项运动。另一种进行户外运动的方法是：报名帮助或指导你孩子所在学校的所有新球队，球队一般在每年的新学期组建，或者养成步行送孩子上学的习惯，而不是开车或让他们坐公共汽车去学校。早上从容地走走路——而不是匆忙赶路——对你和你的孩子来说是一种很好的运动方式，既可以对当天的日程安排进行梳理确认，又能观察周围不断变化着的世界。就每天大自然的变化而言，没有哪个季节比得上秋天。

> ### 秋夜出行
>
> 秋天的夜渐长，但这不是你为了安全而选择待在室内健身或远离大自然的借口，注意安全即可继续户外活动。如果你晚上要外出散步，可以穿一件反光背心，并带上手电筒。如果你出门要骑自行车，那么戴好头盔并在你的自行车和头盔上安装一盏照明灯。

定期与亲朋好友相聚

每年的秋天，我们都有一种想要蜗居在家的自然冲动，人们想要蜷缩在有电视的家里。好在还是会有一些有趣的活动不仅倒逼我们进行社交，甚至会让我们走出家门去户外活动。请充分利用这些聚会的时机，因为与亲朋好友共度时光真的对我们的身心健康都有好处。类似大学体育运动项目之一的篮球赛，就会让家庭成员之间的联结（通过善意竞争的方式）被重新点燃，而你也会意识到与那些非常了解你的人在一起是多么美好，尽管彼此之间有差异。在亲朋好友的聚会上，加入山核桃饼和慕尼黑啤酒节上的啤酒，相信你会在这个略带寒意的季节，内心仍感受到温暖。

家庭相处时光

秋季进行户外家庭活动的最大好处是，它迫使我们所有人都关掉电源，远离我们正在走的这条令人心烦意乱、无比焦虑的技术痴迷之路，并让我们与现实中的人们重新联结。人与人之间需要联结，想象着你一手拿着温热的苹果酒，另一手拿着棉花糖饼干，你创造着与所爱之人在一起的美好回忆，这些都会让你拥有一个好心情，同时还能帮你减压。

研究表明，那些喜欢一起参与日常生活互动的家庭——不仅限于花费很多金钱去度假和参加重大活动——拥有强大的情感纽带，这使他们能更好地适应新的或困难的情况。而且这种纽带是可以传递的，即拥有幸福的家庭回忆的孩子，当他们以后为人父母时，更可能营造类似的家庭氛围。每周与家人到森林中的小路上散个步，分享你们这周的所见所闻，可以全年建立牢固的亲情纽带，甚至传递给下一代。环境学家认为，远离室内人为干扰的影响，注重家人在户外的高质量陪伴，可以延长人们的注意力持续时间，有利于减少儿童注意力缺陷多动障碍（ADHD）的发生。开展户外家庭活动是孩子开始新学年的好方式，家庭相处时光还能培养孩子的自尊，当其感到父母和整个大家庭对他们的重视时，他们会对自己有积极的认识,这会让他们更容易在朋友圈中建立牢固的友谊。

友人相处时光

朋友是我们自己选择的家人,无论身处顺境还是逆境,真正的朋友可谓是我们的一切。但最近的几项研究表明,我们花在户外活动的时间在减少,我们的朋友数量也在减少,这两者之间是有关联的。我们待在屋内,在社交媒体上与人互动,过着看似公开但却封闭的古怪生活,忘记了真正让我们体内的内啡肽流动的东西:与我们喜欢的人定期在户外进行社交活动。各位小伙伴们,我们得出去走走,不能再这样待在屋里了。因为研究已经表明,友情可以给人们带来很多好处。

朋友能让你延年益寿,事实上,研究发现,强大的社会关系对人寿命的影响是锻炼身体对寿命影响的两倍,这相当于戒烟的影响效果。朋友以谈心的形式免费帮我们缓解压力:我们可以卸下自己的包袱,与信任的朋友敞开心扉。随着年龄的增长,朋友能让你的思维敏锐:研究发现缺乏社会交往活动与认知能力下降之间存在着某种联系。朋友能帮助我们度过被拒绝和沮丧带来的艰难时刻。在遭受创伤时,那些感到自己有好朋友支持的人,他们身上的皮质醇水平都会下降一些。在经过夏天的纷扰与旅行之后,秋天是和你的友人重聚的最佳时机。

秋日读物

推荐5本让你感到兴奋和惊悚的书籍,适合在秋天的森林
阅读:

· 《长日将尽》
· 《诺桑觉寺》
· 《螺丝的转动》
· 《哈利波特与魔法石》
· 《秘史》

万圣节

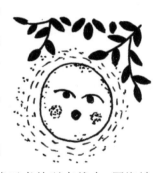

提到万圣节,可能大家都会把它与幽灵、食尸鬼和大量的恐怖糖果联系在一起,但事实上,万圣节里并不都是可怕的东西。万圣节让每个人都能借机出去走走,见见邻居,拥抱秋夜的凉意,尽情发挥自己的创造力。你可以发挥你的想象力,盛装打扮,回到你少时无忧无虑的兴奋状态,用蜘蛛网、幽灵和吓坏了的黑猫造型装扮你家房子门口。如果你家有小孩,还可以让他们参与万圣节中最酷的活动环节:不给糖就捣蛋,这可能是一年中最容易带孩子到户外,远离电视或电子屏幕和你一起在家附近散步的时间。当然,这里面势必会有巧克力的承诺!

此外,还有南瓜灯,在对其雕刻时,我们不仅可以获得精神享

受，而且还能从制作南瓜灯不需要用到的果肉中获取营养。所以不要扔掉南瓜里面好的东西，想必你已经知道南瓜肉中含有丰富的β-胡萝卜素、维生素A和维生素C。此外，南瓜籽也非常有营养，它富含蛋白质、镁、钾和锌等营养素。研究表明，这些小小的南瓜籽可以帮助预防抑郁症，这没有开玩笑哦。另外，不要忘了过万圣节的时候还会用到一种超级食材：大蒜。大蒜不仅能抵御吸血鬼，还富含各种维生素，能够帮助对抗秋季的感冒。

最后，过万圣节的真正意义在于：在恐惧中寻找乐趣。研究人员认为这对我们好处多多。当你被一种令人兴奋的、没有威胁的万圣节方式惊吓到的时候（例如，参加幽灵之旅或在乡村集市上的鬼屋里走一圈），你体内的肾上腺素和多巴胺分泌会增加，让我们全身的肌肉充满氧气，便于我们随时准备战斗或逃跑，尽管这些威胁是假的！因为这是万圣节，道路尽头那些可怕的造型也许是你的邻居裹着他的床单装扮的，你仍然可以享受惊吓带来的兴奋和眩晕感，而不是它对你的伤害。在经受了肾上腺素和多巴胺等化学物质的冲击之后，你反而会感到身体上的放松。

克莱尔，42岁

我和孩子们都喜欢在我们家附近的树林里闲逛，尤其是在秋天，大地变成了一条柔软的色彩斑斓的毯子。我和女儿们用松脆的树皮和金黄色的树叶，以及我们能找到的任何东西，为仙子们搭建家园和游乐场。一根羽毛总是一个不错的发现。这些乐趣让孩子们在树林中散步都变得更加新奇和兴奋，他们的想象力也得以尽情发挥。我们还给10岁的儿子弗雷迪买了一把简易的瑞士军刀,他喜欢寻找各式各样的木棍,然后用刀将其削成各种形状:箭、小矮人、图腾柱……

农场探索

我最大的乐趣之一就是去当地农场一日游,去寻找秋天的美食。还记得我第一次穿过肯塔基州起伏的丘陵地带,驱车一小时来到一家农场,只为寻找当地传说中的焦糖苹果、浓郁的蔓越莓酱、一盘盘的山药和红薯。我感觉自己置身于某个电影场景中,或是来到了另一个时代,我的眼睛被成片的南瓜地弄得目不暇接,圆滚滚的南瓜似乎在等着被送到充满爱意的家庭,还有一捆捆与房屋齐平的干草垛,孩子们在周围欢乐地蹦蹦跳跳。旁边的稻草人看着我抱着一岁的孩子坐在拖拉机上,穿过玉米地,我们穿着舒适的衣服,呼吸着清新的空气,同时还大口嚼着脆苹果。那天晚上我们都睡得很好,寻找带有秋季节日气氛的当地农场已经成为我们每年都期待的朝圣之旅。

感恩之心

感恩节可能是最让我感激的节日了。起初,作为一个外国人,我不理解这个节日的含义。我以为这只是美国版的圣诞节。(这个节有火鸡! 有塞在火鸡里的各种馅料! 吃撑了! 装扮奇怪的叔叔们!)但后来我意识到,感恩节的核心在于这样一个美好的问题:你要感恩什么?

我第一次参加的感恩节晚宴是在纽约市,当时有一群美国人和外来移民,还有部分英国侨民。当我们坐在摆满了饕餮大餐的餐桌前时,美国人领着我们围坐成一个圈。我们每个人都谈到了那一年对我们意义重大的时刻或人,然后我们回到现在,感谢款待我们晚宴的主人、朋友们和这个特别的日子。当新老朋友们勇敢而幽默地分享他们的人生高光时刻和救世主时,我哭了。从那以后,每到感恩节,无论是和别人一起,还是独自一人,我都会花时间思考我到底要感恩什么。

怀有感恩之心是我们看待世界的一个重要视角。我们总是轻易地认为自己过得很艰难,或者笃定自己肯定比我们每天遇见的那些十分幸运的朋友或兄弟姐妹活得更难。在交谈中、在日记里或在对自己的日常肯定中,看到和承认我们自己的好运气,其实是会有很多社会交往、精神心理和身体上的好处的。

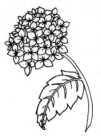

在社交方面,以礼待人并向生活中帮助过自己的人表达出感激之情是有益的。一项发表在《情感》杂志上的研究表明,通过面对面、写便签或只是通过你的善意行为,承认和感谢人们对你的帮助,会让你更讨人喜欢和更受欢迎。这意味着你在森林小径上散步时,会有更多的朋友结伴左右。

在精神心理方面,怀有感恩之心可以减少我们被嫉妒、沮丧和悔恨等负性情绪所困扰和忧虑的时间。当你心存感激时,你会不由自主地感到振奋,而你的自尊不会被周围人的成就或收获轻易打击到,因为你只会专注于自己的生活。对自己的处境感到感激也会让我们对那些没有那么幸运的人更加感同身受。

研究还发现,对生活心存感激的人会更好地照顾自己的身体。他们觉得自己很幸运,但又不想辜负这份幸运,所以他们会坚持锻炼,并定期去医生那里做检查。

一项发表在《应用心理学:健康与幸福》杂志上的研究表明,睡前写下自己感受到的积极情绪可以帮助你睡得更深、更久——这是健康领域的另一个重磅消息。

秋天的花

每年秋天,下面这些花都会开得很茂盛,它们也是这个季节的象征。如果可以的话,今年秋天请给你的家和你自己来一盆吧:
· 紫菀花
· 铁线莲
· 菊花
· 绣球花

凯特,30 岁

小时候,我家住在湖边,我常在那里游泳、钓鱼和划船,可以说大部分时间我都是在湖边度过的。夏天的湖既有趣又令人兴奋,但秋天的湖才是我的最爱。我现在还记得,以前我会绕着湖散步很长时间,见证湖边的树叶从绿色变成黄色,再变成红色、棕色,最后全部飘落。我也记得在没有人的夜晚的那种寂静:这是一种安详平和的静,每当体验到这种静都让我觉得我更完整了。回顾我的童年,秋天的湖是我逃避不如意和享受大自然变化带来的美的一种方式。清新的空气会让我重新振作起来,周围的景色也会让我精神抖擞——直到今天,每当我回到家,这样的感受依旧如故。

 正念时间

在户外找个舒服的地方,最好是坐在柔软的树叶上,闭上眼睛,让身体接触到土地。想象一下——或者在现实生活中感受一下——树叶从树上飘落下来,轻轻触碰到你,然后将你的全身覆盖。想象着这些叶子正轻柔地飞舞着,即不同暖色调的叶子来回飞舞着,橙色、金色、棕色、红色的叶子就这么飞舞着。当树叶飘落在地上静止不动时,你也会感觉到自己进入了一个平静的状态。

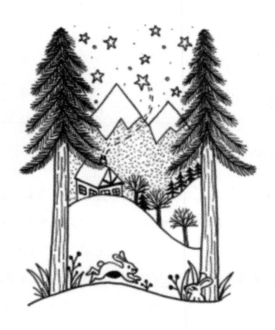

6

冬：神游仙境

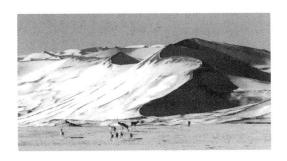

　　我在想白雪是否深爱着树林和田野，否则它为何要温柔地亲吻它们？你知道的，它为它们裹上白色的被子，兴许还说着："睡吧，亲爱的，等夏天到了再醒来吧。"

——路易斯·卡罗尔

提到冬天，人们总是会将其与雪花和雪晶、派对和姜饼屋、经典的电影和俗气的音乐、动手包装礼物和把自己裹严实、无聊的游戏和串灯联系起来。冬天是充满童话色彩的季节。大自然母亲把自己装扮得闪闪发光，迎接属于这个季节的神秘生物，而冬眠的动物则躲在温暖的土地和舒适的树干里。

我记得，当我还是个小孩子的时候，每次在去学校的路上，我总会看到从鼻子呼出的气体随着早晨寒冷的空气而散开，穿过光滑的路面时就假装自己是在滑冰，头顶光秃秃的树枝上还挂着冰柱呢。我被眼前充满节日气氛的美景弄得眼花缭乱，我仿佛进入了一个雪花球里。冬天，大自然母亲好像变成了好莱坞银幕上的海妖，整个世界都是她的摄影棚。喜欢她伫立在聚光灯下，广阔的户外全部变成了闪闪发光、令人眼花缭乱的地方。宅在家就意味着错过一切美好。

冬天是以雪为借口宅在家的时节！

冬天你也许想要舒适惬意地待在家里，因为去户外活动有冻伤的风险。如果这样，你反而会错过在这个季节中冒着刺骨的寒风在室外体验冬天魅力与活力的机会，同时还会丧失身心愉悦的机会，比如：

· **暴露在寒冷的空气中，会让你在接下来的几个小时内精力充沛。** 利用午餐时间到外面走一走，会让你在一下午的工作中能量满满、充满干劲，我说的不仅仅是生理上的能量。低温其实还能提高人的决策能力。

· **空气凉爽的时候，你可以呼吸得更好。** 冬天清新、洁净的空气意味着大气中的臭氧含量较低，空气质量也更好。

· **对孩子们来说，冬天可以让他们的大脑和肌肉得到不同程度的伸展。** 他们开始富有创造性地玩新游戏：建冰屋、打雪仗、玩雪天使、堆雪人——他们身体可以充分伸展活动，还可以拉着或者推着坐在雪橇上的朋友，在雨夹雪和雪泥中前行。冬天不利的气候条件也迫使孩子们利用自身肌肉去解决问题：如何才能不在冰上滑倒？妈妈是如何给挡风玻璃除霜的？我又是如何爬雪山的？冬天天气的变化给孩子们提供了持续的富有创造性的挑战和刺激。

· **让孩子——还有你！每天都到户外活动一下，** 可以帮你免遭屋内细菌和病毒的伤害，因为室内一旦打开暖气，这些细菌和病毒就会在屋内大量繁殖。而在寒冷、清新的空气中，细菌很难传播。

· **让人生厌的生物普遍喜欢在温暖的环境中繁殖，** 所以随着气温的下降,那些烦人的蚊子、蜱虫和臭虫都将销声匿迹。

· **如果你曾在受伤部位用冰块冷敷过,就会知道低温其实可以减轻伤口的炎症和肿胀反应。**所以,把冬天想象成一个巨大的冰袋,那么冬天就可以减轻你全身的疼痛和肿胀。冷冻疗法是指通过将身体暴露在极低气温下以促进伤口愈合的一种疗法,该方法已被证明可以修复跑步爱好者和其他运动员的肌肉组织,并能减轻受伤部位的疼痛感。

· **从自尊的角度来看,冬天可以提升我们的个人形象。**当你专注于自己身体真正需要的东西(如温暖和舒适),任何与穿比基尼有关的压力都会消失。当一个人从自我意识中解脱出来,可以提升情绪和自信,并让自己专注于积极的健身计划,注重一个人的整体健康而不是只看重外貌。

· **只有在每年的这个时候,你才有机会通过以下活动去挑战自己的身心:**滑雪橇、滑雪、玩冰壶、体验滑雪板、越野滑雪、雪鞋健行和冰上钓鱼——这些冒险刺激的项目会让你以全新的方式置身于户外活动。根据《运动与锻炼医学》杂志的观点,在寒冷的天气里锻炼对身体的负担比在炎热的天气里要小,而且越是在寒冷的天气运动,越能成为更好、更快的运动员。

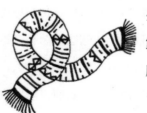

· **下面这个观点听起来可能有点不合常理:**如果待在寒冷的户外,人反而不太容易生病。这是因为暴露在寒冷的环境中,人体内抗感染的细胞会增加,身体也变得更有抵抗力了。

· **冬天你到户外去,整个人都会焕**

发出年轻、活力。这个季节不需要往脸上涂腮红，因为寒冷的天气会刺激你脸部的血管，额外增加血管的运转，从而让你拥有容光焕发、面色红润的脸颊。

· 每年这个时候，菜地和农场都长满了饱受诟病的球芽甘蓝。它们远非你记忆中那么糟糕，所以要多嚼几口来摄取这种十字花科蔬菜的超级营养素（其他冬季蔬菜像羽衣甘蓝、卷心菜和西兰花都来自同一科），食用这些蔬菜有利于降低罹患癌症的风险。一份8盎司的球芽甘蓝含有人体每日推荐维生素C含量的125%和每日推荐维生素K含量的243%。

· 寒冷的天气比温暖的天气更容易燃烧掉人体的棕色脂肪，所以当你感到寒风刺骨时，这是有原因的：寒冷的天气也比温暖的天气更容易消耗人体的卡路里，当你进入喝冰百利酒和吃桶装的巧克力的时节，你就能很好地感受到这一点了。

· 冬季朦胧而温暖的太阳可能不像其他三个季节那样明亮和炎热，但它的光照仍为我们机体提供了足够多的维生素D，这有助于我们对抗季节性情感障碍、抑郁情绪和失眠。

· 最后，如果不出意外的话，在寒冷的冬天出去走走会让你更加感恩春天的到来——而你会体验到心存感恩是多么美好！

不错的溜冰体验

这是真正挑战自己，激励自己冲上溜冰场的最佳时节。溜冰是一项运动吗？是的，但远胜过于运动本身，这是一个让你勇敢、放下压抑和恐惧，并且不再黏人的好机会。我们每年都在变老，成年人的一切都被生活占据了，周遭的事情变得很可怕，而恐惧本身会限制我们享受人生乐趣的能力。溜冰是一种简单的自我检测方法。当我时隔20年，再次穿上溜冰鞋在溜冰场亮相时，我就像一只在冰面上的小鹿斑比，扶着溜冰场边上的栏杆，双膝向外弯曲溜了几圈，被一群早熟的三岁小孩围绕着打圈，我却还要慌乱、笨拙地说"打扰了，对不起"。但一直这样溜冰让我感到很无聊，心想：溜个冰最坏的情况是什么呢？答案无非就是受伤的屁股和自尊心。于是我决定放手一搏，这种冲动令人兴奋不已。就这样，我和两位女性朋友手牵着手去溜冰，我们都高兴得尖叫了起来。我又会溜冰了！

冬日游戏

冬天的冰雪为男女老少提供了无数户外娱乐的机会。例如，冬天可以来一场堆雪人比赛：第一个把帽子放在雪人头上的人为获胜者。又或者在寒冷的冬天玩吹泡泡游戏：冬天吹出的泡泡很难破裂，并呈现出泡泡迷人的彩虹色。如果外面下雪了，就拿一些黑色的纸和放大镜，在户外观察每一片雪花飘落时的独特图案，还可以用松果和树枝在雪地上玩井字游戏。在喷壶里装满对环境比较温和的食用色素和水，这样就能在下雪之后进行涂鸦。还可以把松针、浆果或小玩具冻成冰球，然后把它们挂在室外，观察这些冰球需要多长时间才能解冻。

冬日歌单

跟着下面10首抚慰心灵、热烈狂欢的音乐旋律舞动起来吧！这些歌真的非常适合冬天家庭聚会、围绕火炉闲聊的时候聆听，在旋律中感受冬日的温暖吧：

· 《冬天的朦胧阴影》

· 《离开的冲动》

· 《我在冬天前感到寒冷》

· 《冬天》

· 《漫长的十二月》

· 《第十大道冻结区》

· 《加州梦》

· 《外面可能是冬天，但在我心里是春天》

· 《大家圣诞快乐》

· 《新年》

冬日穿戴

若想在寒冷的冬天享受户外活动，合时宜的着装很重要。这听起来像是老生常谈，但不幸的是，以我自己的经验来说，冬日里的蓝天白云可能会误导人，因为严寒天气真的会冻坏你的脚趾。寒冷的季节，让人既可以勇敢地外出活动，又能保持健康和舒适的关键就在于着装时选用分层穿衣法和优质的面料。冬天要多穿几层轻薄、保暖的衣服，而不要穿那些笨重的衣服。这样当遇到不同的气温时，你就能及时穿脱身上的衣服。

冬天当你从外面进到大楼，正热得汗流浃背的时候，如果此时能迅速脱下衣服，你就不会那么难受了。可以的话，请给自己买一双结实、防水的靴子。配一双不会影响四肢末梢血液循环的松软羊毛袜子。另外，还可以买一件质量好的冬季大衣，不为时尚、只求耐穿，这样好几年都不用再花钱买新衣服了。

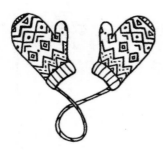

据说人身体的大部分热量都是从头部发散出去的，虽然这种观点不对，但冬天戴上帽子预防耳朵被冻掉仍然是不错的建议。另外手套也是必须要准备好的，可以多在几个地方(如私家车、手提包、办公桌)放上几双，这样你就不会没手套戴了。如果你冬天要到户外进行大冒险活动，还可以考虑一下暖手宝。

亲，冬天外面很冷，如何把大自然带入室内呢？

冬天即使在室内，也要与森林紧密联系和热爱大自然，推荐使用下面这些简单的技巧：

· **既想待在温暖、舒适的室内放松，同时又想与动植物保持联系，那么以大自然为主题的涂色书就是不错的选择。** 如果你有好的创意并且想要即兴发挥，那么你也可以拿出自己最喜欢的有珍贵自然景点的照片，试着去手绘它们。任何类似的艺术表达方式都能抚慰心灵。

· **你的窗户也可以成为你的画布。** 当天气太冷而无法出门，或者雪泥地让你行动不便时,透过窗台去寻找你喜欢的风景。观看空中的云朵会让你安然入梦,欣赏一场暴风雪降临在街道上,更是让人着迷、欢喜。

· **还可以通过邮递员把外面的祝福送进来。我这不是在暗示会发生不好的事!** 我的意思是,冬天有许多节日,这都是邮寄祝福的好时机——邮箱里的账单会减少,而亲人和很少见面的朋友寄来的贺卡会变多——请把时间花在室内吧,去享受这种迷人的与外界交流的方式,然后把对彼此的关心和爱传递出去。忘掉那些电子贺卡或电子邮件;精挑细选让人振奋精神的贺卡图案——驯鹿、柴火和雪花,大自然母亲是完美的创作灵感来源——记得在贺卡上附上充满爱意的吻和衷心的祝福。

· **去圣诞树农场把一棵冷杉树托运回家,不要去买塑料冷杉树,因为两者有天壤之别。** 然后花些时间用以前收集到的小饰品去装饰这棵冷杉树。你也可以添加一些自然界的装饰:松果和橡子,可以在上面进行喷绘或洒上闪粉。槲寄生和常春藤可以用来做圣诞花环和壁炉周围的装饰。水果也能用来做漂亮的装饰——有人喜欢金橘和红丝带做成的圣诞花环吗?玻璃花瓶中插上一枝冬青,就能成为咖啡桌上简单却又令人惊叹不已的装饰品。

· **如果你会生火的话,就在壁炉中生好柴火以备取暖。** 可以到树林里去搜集适合烧柴用的树枝和小圆木。

· **可以用假的雪花、鸟饰品、真松果和松叶在玻璃碗里打造一个迷你版自然场景。** 为了增加场景色彩的丰富性,还可以放入深红色的石榴或长筒袜子里最喜欢放的橘子。或者在玻璃碗里装满蔓越莓,并在上面点亮茶灯,就能发出红宝石般的光芒了。

· **餐桌上摆放几棵小松树,会营造出一种置身于森林的感觉。**还可以在松树上喷洒红色和金色的闪光粉或罐装雪花,打造异想天开的景观。当然也可以让小松树就保持自然的状态。松树散发的香味沁人心脾,外观看起来也像小人国小树一样可爱。

可爱的圣诞树

对于森林疗法的爱好者来说,冬天是一个节日气氛浓厚的季节,想想就令人兴奋——我说得对吗?因为这个时候,我们能把一棵硕大、美丽、芳香又充满活力的圣诞树带回家!只要我们愿意,我们可以整天整夜地看着它。我们可以给它拍照,给它旁边的猫拍照,给装饰它的孩子们拍照。我们还可以闻闻它的芳香。是的,人造圣诞树可能造型很对称,也可以重复使用,看起来还不那么乱。但是,我还是要祝你圣诞快乐——用一棵真正的圣诞树!在你家里有一棵真正的圣诞树!无论如何,真正的圣诞树才是地球母亲最好的选择。假的圣诞树一般是由聚氯乙烯(PVC)和金属等材料制成,不可回收利用,一旦人们不再喜欢它,就会被扔到垃圾填埋场。真正的树需要经历数年的生长周期,其间不断释放出氧气,并为野生动物提供栖息地,它们通常在其他作物不能存活的地方生长,例如输电线路下面或陡峭的山坡上。当圣诞节过后,你把你家里的圣诞树推倒的那一天(传统上是在圣诞节的第十三天,即

1月7日），树还可以作为可回收使用的覆盖物获得重生，用它来堆肥或拖到后院给鸟类当避难所。如果树枝还能承重，就挂些鸟食槽在上面以维持冬季的生命力吧。

冬眠能治愈你吗？

在这个社交活动繁多的季节，你可能想花点时间独处，就像森林里需要冬眠的动物一样休息一会儿。如果你打算隐匿一段时间，那就把它的价值发挥到极致：穿上保暖的睡衣和舒适的袜子，索要新书作为圣诞礼物，不用再刮腿毛，再烤个奶油酥饼，喝杯热可可，好好补个觉。在你房间的一角，用毛毯和散发出肉桂香味的蜡烛搭建一个避难所，一个适合冬眠的藏身之处。因为有时我们确实需要暂时远离社会，做个睡鼠。

当你久待屋内，你会有更多的时间和你爱的人进行深刻而有意义的交流。如果在冬天的某个时候，你想要出门去朋友家聊会儿天或玩场棋盘游戏，又或者在漆黑的晚上，你可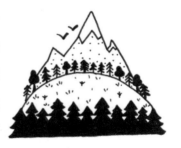以优先安排煲"电话粥"、进行视频通话，以这些方式与外界保持联系具有很好的疗愈作用。当整个世界都进入沉寂状态，你也可以稍作休息，有利于你在新的一年重启各项工作。好好放松，断开与外界的联系，更不要担心工作邮件。与你自己和你爱的人重新联结，而不是担心网络世界那些事。

在特别寒冷的日子冬眠，也会让你有机会去完成一年中那些琐碎的事项，那些是好几个月前你想要完成却总被搁置的事情。在新的一年开始之前完成这些事情，会给你带来一种满足感和成就感。你还可以把床头柜上堆积的书看完，或者好好保存你的照片、更新你的通讯录，这对你发送节日贺卡很有用。

冬日读物

推荐5本适合你在冬天蜷缩在篝火旁阅读的书籍：
· 《蒂芙尼的早餐》
· 《小妇人》
· 《荆棘鸟》
· 《圣诞颂歌》
· 《单身日记》

不过，冬天不要宅在屋内太久。缺少自然光照和持续被电灯照明会打乱你内在的生物节律。而且，正如你现在所知道的，置身于大自然之中就好像给自己配备了一位治疗师，他会帮助你改善生活的方方面面，给你提供大量的维生素D和清新的空气，从而给你带来好运。此外，总宅在屋内还会对社会交往造成不良影响，因为宅习惯了就会上瘾。过不了多长时间，你对拒绝朋友、家人和各种好玩的事都会习以为常了。当然，毕竟你不是森林里毛茸茸的动物——你还有足够的食物可以过冬。所以，成为自己心灵的圣诞老人吧，一开始可以花些时间进行休整，让自己的身心从过去一年的忙碌中恢复过来，然后坦然接听电话，接受他人的邀请，穿上你的防水靴,和所爱之人一起走进那美丽、闪亮而寒冷的世界,举杯同庆吧! 这将是你献给自己的最珍贵的礼物。

伊克萨拉,41岁

我很喜欢躺在海滩上晒太阳,更确切地说,在我有孩子之前,我常常这样做,冬天的海边总是令人向往。我所在的小镇可能有些沉闷、乏味,甚至略带伤感,但当你坐在海边,一边裹紧衣服以抵御风寒,一边看着壮丽又波涛汹涌的大海,反而会让你感到莫名的安慰。我可以连着坐上几个小时(只要我有一杯热巧克力能让我暖手),就这么看着面前的海浪和地平线。

> ### 冬天的花、绿植和浆果
>
> 每年冬天,下面这些花、绿植和浆果都生长得十分茂盛,它们也就成为这个季节的象征,如果可以的话,今年冬天给你家和自己来一盆吧:
> · 朱顶红
> · 山茶花
> · 冬青
> · 风信子
> · 常青藤
> · 槲寄生
> · 松树和松果
> · 雪果
> · 雪花莲
> · 鸢尾花

新年愿望

我喜欢在春天给自己设定目标,这个时候我好像摆脱了冬天的寒冷而重获新生。当然,我也会在秋天设定目标,因为开学的气氛可以让我好好坐下来,去思考我正在做的事以及如何改善我的生活。但如果你比较传统,有一个时间点最适合你带着自我觉察回顾过往,并期待自己能变得更好——那就是每年的1月1日。对于我们中的大多数人而言,新年愿望是在接下来的12个月,我们能够很好地维持身心健康而去行动的关键所在。

为什么呢?因为没有哪一天会比新年第一天更适合重新开始,尤其当你经历了圣诞节那段过度自我放纵的生活之后,实际上你非常渴望只吃吃简食、不饮酒和做点运动的日子。你想要把节日的狂欢气氛降低一两个档次,然后在大自然中找到一些平静。

新年第一天是一个绝佳的分水岭,首先你可以回顾过去一年中你不喜欢的事情,回想那些让你感觉糟糕或愉快的经历,然后切换到新的想法和观念上。这种感觉就像全世界都在为你加油。在这一天,人们都在努力掌控和提升自己的健康和幸福感,新年的这种积极性是极其宝贵的。我们欢聚在一起,全世界都在为你唱赞歌。

新年新气象——这话听起来很简单,对吧?但是,当你的新年愿望未能实现,《友谊地久天长》的旋律还在耳边响起,请不要对自己太苛刻。没关系的,新年愿望只是一份你与自我的契约、与自己的协议。换一个日子重新开始。在我看来,2月1日和1月1日一样美好。一个人最糟糕的状态就是灰心丧气、觉得自己被打败了,然后把自己对生活的梦想、理想和规划统统扔掉。即使你没注意到自己的改变,也不要过于自我批评。任何好的改变都值得去尝试,不管一开始觉得它多么微不足道。祝你好运!

凯瑟琳,34 岁

　　一个寒冷的冬日,那时我的两个女儿都还在蹒跚学步,但那天我们需要外出。我们勇敢地走在废弃的公园里,为了抵御持续的低温天气,我们裹紧了身上的防风衣物,孩子们每一次大口吸入清新的空气都会感到心情愉悦。直到她们踩在黏糊糊的泥坑里,然后摔倒在地,全身上下都被泥巴溅满了。我不得不脱去她俩身上除了尿布之外的所有衣服,然后把我的毛衣给一个女儿穿上,另一个女儿则穿上我的外套,就这样带着她俩飞奔回家。曾经它被认为是我的噩梦,而现在却成了我最美好的回忆之一。

 正念时间

　　尽量在大自然中寻觅一处地方坐好,或在室内找一个安静的地方坐下。闭上双眼,把注意力集中在自己的呼吸上。进行几次深呼吸之后,想象一棵圣诞树——可以是你现在拥有的那棵,或者是你曾经在商场橱窗里看到的那棵完美的圣诞树,又或者是你童年时期在父母家里见到的那棵。让你的大脑沉浸在树上那些闪闪发光的金属箔片和灯光里。想象一下,此刻你正在仔细观察这棵树——松针、装饰物上你的倒影以及那些温暖人心的小饰品。让这个季节的活力充斥你全身,随即进入你的大脑。在你的脑海里,开始闪烁着生命和喜悦的光芒。体会你爱的人就是这样看着你的。你是如此美丽动人。这就是为什么那些爱你的人在看到你或听到你的消息时会微笑。记住这一点。

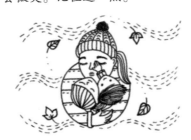

7

走进自然：亲子体验

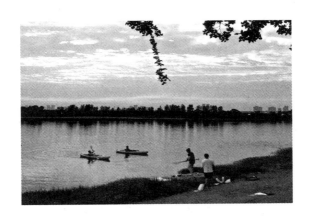

　　让大自然做你的良师。她坐拥现成的财富，是我们思想和心灵的福音——智慧源于健康，真理源于喜悦。

——威廉·华兹华斯

6年前,在我成为一位母亲之前,我从未想过户外亲子体验的理念对我的重要性。然而很快地,当我儿子开始蹒跚学步时,我意识到当下的"室内童年"方式对我和儿子威廉都是有害的。而在儿子出生2年后,我生下女儿玛蒂尔达,更进一步印证了我之前的看法。在我们家里,每次发脾气都会被放大,每次情绪变化都很剧烈,每句严厉的话都变得异常刺耳——当许多妈妈(和爸爸)突然步入每周7天、每天24小时照顾小孩的生活中时,那种被困住的感觉简直令人窒息。四墙之内的家庭生活让人感到幽闭恐怖。所以,如果你有同感,你会知道我接下来要告诉你怎么做,对吧? 是的,你得尽快把你的家人带到户外去互动。

大自然母亲,是我们的养育者

　　威廉出生之前,我渴望成为一位母亲有两年之久,其间经历过两次流产,我惊讶于想要为人父母给我造成的负面心理影响。疲惫不堪在意料之中，但绝望无助感加上一种莫名失去自我的强烈感觉，真是让我大吃一惊。我很幸运没有患上产后抑郁症，但我确实感到精疲力尽、疼痛难忍和易于发怒。

> **好消息：大自然有助于缓解产后抑郁**
>
> 照顾好你的身体和大脑：用婴儿车推着宝宝去户外散步；不要饮酒，而是喝令人神清气爽的茶；宝宝睡觉的时候你也睡觉；在超市挑选健康食品；每天穿戴得体并洗净衣物（不要穿睡衣）；对自己好一点。每天早上步行到最近的商店买份报纸；和朋友见面约在公园漫步而不是咖啡店；甚至还可以带着宝宝在院子里散步，然后告诉他花和昆虫的名字。对你已经完成的工作表示称赞，不要忧心于洗碗、做家务或减肥。好好享受属于你自己的时刻吧，妈妈们。

来自一位妈妈的建议……

以下内容与一位喜爱户外活动的挪威女性有关：

威廉出生后不久，我十分明智且善良的母亲对我说："你什么事都可以不做，但请为我做这一件事。每天进行一次淋浴或泡澡，并到户外去活动。去外面走一走，看看风景，闻闻新鲜空气。离开家走出去！"当时我们住在肯塔基州的路易斯维尔，这个州以蜿蜒的丘陵马场和烟雾弥漫的烟草棚而闻名。在母亲的建议下，我像在黑暗洞穴里沉睡了几个月的灰熊一样起身走出去，开始想除胀痛的乳房、可怕的尿布和阵阵哭泣声之外的生活。

我早上的活动轨迹——慢慢地推着婴儿车,一路从木兰花树下走到南北战争前的一座古色古香的宅邸,然后再返回来——把我带回到现实生活中。感受阳光照在脸上和微风拂过后背,这些都让我恢复了活力。威廉的哭闹因为有鸟鸣相和,让我的神经也没那么紧张。

就在这个时候,我也很幸运地和住在肯塔基州的挪威人索尔维格成为朋友(是的,这种事经常发生)。她每天都和我一起体验大自然,灌输挪威人生活在新鲜空气中的哲理给我,说服我可以拿着咖啡在绿树成荫的商业街上走来走去,而不是坐在屋内喝咖啡。我们在散步的时候,她还告诉我挪威人的育儿方式中十分注重给小孩创造在户外感受自己双脚和自由的机会,从来都不会对小孩进行过度管教和采取直升机式育儿(注:父母就像直升机一样盘旋在孩子上空,时时刻刻监控孩子的一举一动)。

当然,安全始终是第一位的,不过户外养育小孩意味着允许你的孩子变脏、感受到些许寒意以及做一些让你和孩子都有点害怕的事情,比如爬树和抓虫子。我所接触到的美国育儿哲学是母亲和婴儿在新生儿出生后最初42天里藏匿在屋内,之后继续采取那种对小孩过度保护的育儿方式,把小孩的学业和行程安排都置于他们的乐趣和自由之上,然后惧怕各种细菌或评价。我很幸运有一位明智的英国母亲和一位具有户外育儿理念的挪威朋友,她们从一开始就帮我决定了我想成为什么样的母亲。

我的第二个孩子玛蒂尔达出生时,我住在洛杉矶,是一名获得认证的生活教练。我记得曾与一位年轻的母亲共事,她为丈夫整天待在办公室和两个年幼的孩子不睡觉而苦恼。我敢肯定，对她有较大帮助的是我坚持我们一起推着孩子在海滩散步时，我对她的回应与支持。是的，我为她制订了可以遵照实施的方案，也给她提供了解决问题的思路和建议。但坦白讲，我相信我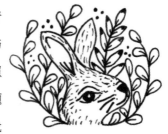给她的帮助远比不上太平洋给予她的复原力量。

孩子的玩乐

对于初为人母的我来说，与大自然重新联结是一剂恢复活力的良方，同时我们也不应低估它对最年少、最可爱心灵的影响。不要低估一个两岁的孩子和剪刀虫对话产生的神奇力量。我们可以改变当下的虚假和肤浅，改变对欲望的即时满足和对人造物的追逐趋势。我们有这个能力——各位父母、祖父母、外祖父母、老师！我们可以让我们的孩子走出家门，重新与地球相连，重新热爱大自然。我们可以鼓励他们拥抱自由、新鲜空气和泥土。记住：我们需要以身作则。我们越是向孩子展示我们关注维护健康和户外活动的趣味性——而不是简单地说教——他们就越会相信我们。

怎样与孩子玩寻宝游戏

首先选好主题，可根据季节和地点来决定。列出让孩子能够动用多种感官的项目：视觉、触觉和嗅觉。根据孩子年龄的不同，给他们一些容易找到和有挑战性的东西。不要让他们不知所措——把寻宝清单上的东西控制在10件以下，记得给他们备好笔和纸做笔记。设定一个时间期限，然后开始寻宝之旅！告诉他们不要移动任何东西，只需找到它，然后把它从清单上划掉即可。可以给寻宝游戏评出一个赢家，但也许整个家庭都值得为共同发现宝物而得到奖励——分享美味的零食作为奖励。

为什么你不重温一下童年——以及好几代人的童年——来寻找游戏的灵感呢？远离父母的视线，搭建秘密据点，边踢路边石头边计划自己的未来，或者边采摘浆果边为想象中的朋友准备一场盛宴。这些事情塑造了我——还有我的母亲和祖母，也塑造了我的伙伴。做这些事让我获得了满满的回忆。我能听到当地小溪潺潺的流水声。我还能闻到在夏日的夜晚，当我迷迷糊糊入睡时，指尖残留的玫瑰花瓣的香味。大自然是我的盟友，是我冒险游戏的大背景。

如今，我已经41岁了，我仍然很珍视父母屋后的那条林间小路。每次去他们家时，我都会走这条路，还能记起我和安德莉亚被一头奶牛"偷袭"的确切地点，记起我和詹姆斯扮演詹姆斯·邦德的确切地点，或者记起毛毛虫从橡树上掉在唐娜头上时她那惊呆的模样，而我却差点笑出眼泪的地方。如果我的孩子在未来的黄金岁月里回忆起他们的青春时光，所怀念的只是冰冷的iPad或家具上亮光剂的味道，那将会让我心碎万分。事实上，大自然中我唯一不想让他们经历的就是头上的虱子。我们经历过一次，我们仨都被那些适应能力强大的小虫子折磨了好几天，我想我再也不想经历了。但是，撇开虱子，大自然中没有我不想让孩子们去探索或体验的地方。

目前被大家普遍接受的"室内童年"的观念必须要摒除了。"室内童年"是什么意思？这个词用来描述现代生活中一个令人悲伤的事实：孩子在户外度过童年时光的时间越来越少。在美国和英国，有太多（绝大多数）的孩子不再有机会沉浸在充满创造性和探索性的自然环境中，而在自然中玩耍能让孩子的社交技能得到锻炼，让他们的能量和情绪以健康的方式宣泄出来。如今，统计数据显示，现在的孩子要么独自在室内玩，要么放学后忍受着非常刻板的室内活动，而这些安排好的活动让孩子很少有，甚至更糟糕的是根本没有自由玩耍的机会。我们的下一代可能会拉小提琴、会说普通话，但他们内心可能痛苦不已。动起来才是小孩子的天性。

先看看我的日程

当我还是个孩子的时候，我和我的邻居常常会去敲朋友家的大门，问他们是否想出来玩。现在，我们生活在一个被过度安排的世界里。想要出去玩，需要提前几周预约和规划。外出游玩缺乏自发性和适应性，并将世俗的所谓有价值（通常非常昂贵）的追求放在首位。孩子们感到很沮丧。最近我注意到，我的女儿现在是拖着沉重的步伐去上芭蕾舞课——而芭蕾是她曾经很喜欢的一件事，现在却成了一件苦差事。女儿在蒙特梭利学校度过了忙碌的一天后，可怜巴巴地跟我说："我只想和隔壁的凯特宝宝玩！"而我却给她套上紧身衣，开车20分钟送她去上芭蕾舞课。这让我不得不思考：到底是她还是我对芭蕾舞痴迷？

作为一位母亲,到户外去呼吸新鲜空气和在大自然中放慢脚步,这些都已经成为我生活中持久、不可或缺的一部分。事实上,这已经不仅仅是一种实践,它已经成为我育儿哲学的核心。英国最近对1200名5~12岁孩子的父母进行了一项调查,发现孩子在室内玩电子游戏的时间是在室外玩耍时间的2倍,这一结果在美国的一项调查中也得到了印证。一篇来自儿童联盟的报告显示,如今的美国儿童比20世纪70年代的儿童在非结构化活动时间上少了50%。家长决定了孩子的日程安排,而孩子密集的课程和活动(通常是根据繁忙父母的时间表而不是孩子兴趣选择的)大多安排在室内进行。儿童联盟还指出,即使是年幼的孩子也很少有自由玩耍和户外活动的时间,这将不利于培养孩子们的创造力或幸福感。

如果放任这种"室内童年"的风气继续下去,我们这些做父母的就是在自讨苦吃。我们正在默许对学习和获胜有执念的虎妈妨碍孩子获得他们真正需要的东西。记得我儿子第一天上学,就遇见家长询问孩子的阅读水平和数学考试情况,而我问的问题却是小孩在学校午饭和游戏的时间有多长。"我的儿子像条狗。他需要定期出去散个步和玩一玩。"我坐在一张小椅子上开玩笑地说。我的发言引起了大家的震惊和不屑,但没过一会儿,少数母亲走过来对我说:"我的孩子也是,他需要自由和活动。"承认这点没什么可耻。这也是显而易见的!但是在这个考试竞争激烈的时代,我们的孩子却错过了本质的东西。我们惧怕社会的期望和孩子的安全,以至于我们在孩子还没学会飞行之前就先折断了他们的翅膀。

我们得让他们高飞,大家注意了,让他们展翅高飞!我们不想要花瓶般的孩子,就像花瓶妻子一样,只不过孩子是缩小版:看起来完美但实则可怜兮兮。我们想要的是真实、幽默、勇敢、奇特、适应力强的孩子,他们能以自己的节奏来培养兴趣和才能。这将使他们充满热情,并在一生中都保持这份热情,不至于在还没真正开始前就将其消耗殆尽。

合理使用电子产品

电视、游戏机或电子产品的使用有一定合理性——如果我不允许我的两个孩子看《小猪佩奇》或玩《我的世界》,我就永远别想洗澡或做晚餐——平衡和限制才是关键。在最近的一项研究中,美国儿科协会(AAP)建议父母优先安排婴幼儿进行创造性、不需要电源的游戏活动。对于学龄儿童和青少年,要平衡电子产品使用和其他健康生活行为的时间分配。研究发现,如果电子产品的使用取代了现实世界中对学习至关重要的体育锻炼、实践探索和面对面的社会互动,孩子很容易出问题。过多的电子产品使用时间也会损害小孩的睡眠时间和质量。美国儿科协会建议,2~5岁的孩子每天电子产品使用时间应限制在1小时以内,而对于6岁及以上孩子,时间可以延长,但前提是不影响其睡眠、体育锻炼和其他健康行为。不管哪个年龄段的小孩,卧室都不该有电子产品。

你要如何忽视孩子的抱怨?

孩子们经常抱怨和哀嚎,这是他们不太讨喜的地方之一。他们还会乱发脾气,这更糟糕,因为他们自己也很尴尬。我不知道是因为他们累了、懒了,还是因为他们对《小猪佩奇》的动画片上瘾了? 但有时孩子们就是拒绝到户外活动,就赖在沙发上一动也不动。想把他们带到阳光下有时是很痛苦的。你懂我的意思,对吧? 我建议你用些有趣的户外小玩意吸引他们,比如指南针或者望远镜;也可以在户外活动后给他们烤棉花糖饼干(一种烤棉花糖加巧克力三明治,它是完美的户外活动美食)加以奖励;或者更简单,直接把他们逗乐出门。是的,观看《挠痒痒鬼》总能让孩子动起来或者咯吱咯吱笑,哪怕是十几岁的小孩看《挠痒痒鬼》,效果也是非常好的。

如果所有的尝试都失败了,孩子还是抱怨你没有做到最好,没有做一个好爸爸/好妈妈,那就用乔妮·米切尔的《大黄的士》轰炸他们,直到他们跑得远远的。一旦他们跑出去嬉戏打闹了,他们就会忘记之前抱怨过什么。我保证这千真万确。

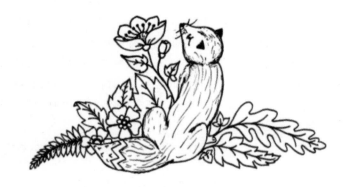

自然读物

推荐10本适合8岁以下儿童阅读的书籍,帮助激发孩子们对大自然的喜爱:

· 《野蔷薇村的故事》
· 《另一种倾听方式》
· 《森林之子》
· 《魔法森林》
· 《微小的种子》
· 《小鼠波波的花园》
· 《柳林风声》
· 《整洁》
· 《我们去猎熊》
· 《树木小指南》

它是鸟?还是飞机?

不,它是"绿人"——我们一直在寻找的超级英雄!

大量研究告诉父母,为什么室内玩耍不利于孩子的成长,在一些思想超前的社区,森林幼儿园是一个受欢迎的选择。"森林幼儿园"这个概念的发源地在德国,它们被称为 Waldkitas,孩子们被带离教室,然后进入森林之中。研究表明,从这些幼儿园毕业的孩子在认知、创造力和体能方面都具有明显的优势。

孩子们被鼓励到绿色场景中自由玩耍,从每一次新体验中学习不同层面的东西。这些小孩因为有想象中的城堡、平原、动物和朋友,大脑的发育速度比那些待在室内玩耍的孩子要快得多。后者不得不依靠幻想和虚构,去回想骑士和龙的传奇故事,以及遥远森林里的人物。给孩子们一个充满新鲜空气的生活会有很多的积极效果。他们不仅会更擅长学习以及在学校表现更好,而且与他们相处也会更有趣(所以他们能结交更多朋友)——所有人都想和富有想象力的孩子一起玩!这样的话,孩子们也会因为自己的聪慧和拥有很多朋友而变得更加快乐。所有这些都是户外玩耍带来的好处。

怎样制作雏菊花冠

挑选一些茎比较长的雏菊。教你的小孩用大拇指指甲在雏菊的茎上开个0.6厘米的口子。挖出了第一个口子,再拿新的雏菊,把新雏菊的茎从第一个口子中拉出来。这样就可以一环套一环地操作。重复这一步,直到达到雏菊花冠所需长度。最后把第一朵雏菊和最后一朵雏菊连接起来,即在最后一朵雏菊上开个2.5厘米长的口子,这样你就能把整朵雏菊穿过去。完成后请给朋友戴上雏菊花冠吧!

英国德比大学和野生动物信托基金会对18500人进行研究后发现,当人们保持和大自然联系以及主动采取亲自然的行为(如喂鸟、种花)几个月后,其健康水平和幸福感都会显著增加。研究人员还发现,接触大自然的孩子的自尊心也会增强。研究解释了与大自然的互动是如何教孩子学会冒险的,这种互动有助于激发孩子的创造力,给他们提供了锻炼、嬉戏和探索外界的机会。有时候,大自然还能发挥镇静和帮助孩子集中注意力的作用,从而显著改善多动症孩子的症状。

边走边唱

以下10首歌曲适合8岁以下的小孩在大自然中一边散步一边哼唱：

· 《雨呀，雨呀，快走开》
· 《一只小蜘蛛》
· 《绕着花园转呀转》
· 《泰迪熊的野餐》
· 《桑树》
· 《玛丽，玛丽，不一样》
· 《薰衣草蓝》
· 《我爱大山》
· 《我有一棵小坚果树》
· 《兔子》

　　户外玩耍不仅有情感和心理上的好处，而且在生理上也有优势。显而易见，一个在户外玩耍的孩子，他或她的身体肯定要比待在室内看电视或玩iPad的孩子健康。澳大利亚营养学家和学者组成的研究团队在《国际肥胖杂志》上发表的研究结果已经证实，孩子在户外玩耍可以产生长期影响。这些孩子多年之后仍会更加活泼，更不容易超重。仔细想想，这个结论完全合乎情理：当孩子还小的时候就教他们热爱户外活动，那他们就会长久地喜欢它。

　　出于对未来的紧张担忧，以及上述研究结论的推动，美国前总统夫人——米歇尔·奥巴马发起了"让我们动起来"的举措，同时还发布了有关儿童"动起来"的指导方针，建议小孩每天应该进行

1～2小时的体育锻炼活动,包括尽量到户外玩耍和将玩电子屏幕的时间减少到每天不超过1～2小时,同时警告所有父母,目前久坐不动的室内生活方式会给儿童的未来造成严重后果,如患上心脏病、肥胖和2型糖尿病等。

前校长苏·帕尔默在她的《有毒的童年》一书中提出这样的观点:户外活动可以让孩子们建立情绪复原力。我在自己两个孩子(分别是6岁和4岁)身上也看到了这一点,他们现在每天下午都会在学校旁边的采石场和树林里奔跑,在与朋友擦碰、摔倒或打架后,都会自己爬起来;他们还会为了争夺木棍和树枝所有权而进行谈判。没有严格的条条框框和成人的教导,他们反倒可以探索自己是谁,以及如何与他人进行合作。帕尔默从自己多年的学校工作经历中发现(正如我现在以母亲的视角也同样发现):户外玩耍可以提高孩子的适应能力和社交技能。爬树、挖洞穴、踢足球、在公园里结交新朋友,所有这些活动都能让孩子成长为有自信、有韧性的人,这正是我们下一代需要具备的品质。

埃利萨,3岁

花真的很漂亮。我爱它们,所以我拥抱并亲吻它们。紫色的花是我的最爱,我喜欢闻起来有泥土味道的花儿。我把它们摘下来送给乔茜、艾德丽安以及我最好的朋友。事实上,世界上每个人都是我最好的朋友。

下面是专家们对室内玩耍坏处的看法,先说最坏的消息。研究人员已经对第一章中提到的理查德·劳夫的"自然缺失症"这一概念以及它如何改变儿童的内容了如指掌。大体上说，他们知道不在户外和大自然中玩耍（如散步、觅食、徒步旅行或露营）真的会对孩子有害。环境心理学家南希·威尔斯和加里·埃文斯甚至深入研究了家庭居住地与大自然之间的距离是否会对孩子造成影响。他们收集了337名9～12岁儿童的数据，以了解户外活动如何充当压力的缓冲剂，从而影响孩子的自我价值感和幸福感。研究发现，孩子居住的地方离大自然越近，他们就越有机会走进大自然，就越不觉得生活压力大。研究人员还发现，孩子的日托环境越自然（如塑料少、木头多、混凝土少、草多），他们的运动协调能力就越好，注意力也越集中。

对于孩子们而言，在这个快节奏的科技世界里，大自然提供了一个逃离生活压力的出口。当欣赏自然美景时，我们会自觉慢下来，血压也随之降低。当孩子不在大自然中玩耍时，他们也就错过了大自然提供的诸多好处。

我的两个孩子和他们的小伙伴几乎每天下午都要在离学校不远的森林里嬉戏打闹，哪怕冒着雨或者感冒生病了，有时膝盖还受了伤，都还要用棍子互相打斗和追蝴蝶——这些在我童年里简单却又如此重要的事情，因为有iPad或电视的诱惑，它们现在很容易被遗忘。即使是我3岁女儿那古怪的脾气，也可以用一束新摘的花、在泥泞的小路上走一走或邂逅一条蠕动的小虫来驯服。在这种生活方式下，需要洗净的衣服可能会堆积如山，但我的精神世界却能得到救赎。

艺术品

这一章不仅仅是关于你如何利用大自然让你的孩子感受和表现得更好,孩子们也可以利用大自然疗愈你。给孩子们布置一些制作艺术品的任务,让他们利用自然界中的物品或者受大自然的启发进行创作,用他们制作好的作品给你的工作区域或者家里增添生机。此刻就在我书桌的上方,摆放着制作精美、五颜六色的彩虹和海浪,它们真就照亮了我的生活,并让我看一眼就能想起对于我来说非常重要的两件东西,即使当时不能马上拥有:我的孩子们和户外活动。

让家里充满户外气息

不要以为家庭聚会就非要在家里或餐馆举行。带上爷爷奶奶(外公外婆)到户外去欢度美好时光。记住,露天餐厅不算户外,即使你在那注意到了摆放在吊篮里的鲜花。我的意思是带上你喜爱的孩子们去到真正的户外!下面推荐一些好玩的户外活动:

· **寻觅并加入当地的社区花园。**给孩子一包植物种子,和孩子一起种下,然后静待花开和收获果实。在居住的小区周边找些和你年龄相仿的朋友,搭建一个社区花园。许多学校会在孩子放学后或者周末安排一些园艺活动,家长和小孩都可以参与进去;你也可以和其他家长商量一下自己建个小花园,这样孩子和家长就可以为学校食堂种种蔬菜;或者种些花,等老师过生日的时候再把鲜花送给他们。

· **把家里的玩具带到户外去玩。**为什么我们总是认为乐高城堡必须建在卧室和客厅里,而不能到户外去给城堡挖一条护城河把它们围起来?为什么洋娃娃的房子非要在屋内保持整洁和干净,而不去户外把它建造成富丽堂皇、有大花园的豪宅呢?任何脏东西都意味着要去清洗掉——这对于小孩来说又是一项有趣的活动。想想看,当你把森林家族的动物们从塑料盒子里拿出来,带它们到树下玩的时候,这些动物看起来会有多真实啊!

·**扮演一下动物侦探。** 带上笔记本和铅笔,到户外探险,去看看可爱的野生动物们住在哪里。看看树里头、树上面、石头下、河沼湖泊和草地里。鸟巢、蜂窝、洞穴、蜘蛛网和松鼠窝——这些地方都很重要。仔细、恭敬地检查这些地方——安全第一——看看每只动物是如何安家的。对动物们每次筑巢付出的辛勤劳动和时间表示钦佩。幸运的话,你可能会遇上它们正在筑巢,所以坐下来观察一会儿吧。把你做的笔记和画的草图带回家,当你回到自己来之不易的家时,还能多研究一下这些记录。

·**在户外与朋友玩相反动作的游戏。** 做一个动作或摆一个造型,让你的朋友做相反的动作。跳得高、蹲得低;站着一动不动、身体疯狂扭动;扮个开心的脸、扮个哭丧的脸。可以轮流测试自己的身心。

·**体验昆虫的生活。** 即使是在你自己的后院,也请脱掉鞋子,让自己安静下来。谈谈你对草和泥土的感觉和它们之间的区别。让令人毛骨悚然的虫子爬到你腿上,模仿它们的动作,还可以讨论每种生物吃什么喝什么、它们是如何繁殖的以及天敌都有谁。

·**名字组词比赛。** 把你的名字写在一张纸上,然后让你小组里的其他人也这么做。现在,设定好时间,然后开始行动!从自然界中找到以你名字的每个字母开头命名的实物。如果名字与名字之间的差异太难或太大——像 Tom 和 Thomasina——也许你们乐于接受挑战，但请使用同样的单词，这样就没有人会觉得不公平。第一个完成每个字母的人获胜。

·**抓螃蟹**。前往有甲壳类动物出没的海滨景点，甲壳动物聚集的小径或岩间的小水坑。把生培根撕成小块，绑在一根绳子上（如果特别喜欢这个主意，也可以用特制的捕蟹杆）。把生培根肉悬挂在水里，直到你感到有力量在拉扯绳子或杆子，轻轻把绳子拉起来，看看你钓到了什么。将螃蟹放入桶中，注意桶里的水与它们原本生活的水质相同即可。观察螃蟹的纹路、大小和伤痕，然后小心翼翼地放生。小心个头不大的小螃蟹——因为它们的钳子是最锋利的！不，你不能把它们当宠物养，更不能让爸爸把它们当晚餐食用。

·**在你散步的时候，通过对看到的生物进行计数来训练你的数学和观察能力**。拿支铅笔和便签簿，记录好你看到的所有不同动物的种类——包括附近的猫和狗。好好走，好好数，然后坐一会儿，算出以下数据：哪种动物最常见？松鼠比大黄蜂多吗？你所走过的街道上，数量最多的生物是什么？有多少只棕色的臭虫？又有多少只黑狗？

·**利用好有风的天气，带上孩子去玩以前常玩的户外游戏**。如果你没有风筝，就折一个纸飞机吧。忘记怎么折纸飞机了？拿一张信纸大小的纸。把纸竖着对折一下，确保纸中间的折痕很深，然后把纸打开。把纸上端的两个角分别折到纸中间的折痕处。然后

116

再把纸对折好。接下来,把纸的两边分别向中间折痕处反折,直到两边都均匀地折叠到底部。纸飞机折好后,就可以准备起飞了。

· **在你居住的社区四周散步,找寻那些助人为乐的人、有英雄事迹的人以及任何实用的东西。**找出那些让你觉得保护着社区安全、受人喜爱的东西(如消防站、回收站、免费图书馆、人行街道)。分享你与这些人和物互动的故事以及他们是如何帮助大家的——包括地球母亲。

· **订阅国家公园保护协会的电子邮箱推送。**这些风景宜人的公园每年都会举办特别的儿童户外冒险活动,届时公园充满着新鲜空气、教育气息和历史感。每年尽可能多地去参与和感受。可以给你的孩子一张公园地图,这样他们就能在上面勾出他们去过的景点了。

· **参加适合孩子的保护动物徒步团。**全国各地都有这些徒步团,地点多数在动物园、野生动物园和农场。这些在树林中进行的慢节奏活动,让我们有充足的时间来研究那些植物和动物群落,同时还能吸入大量的天然植物杀菌素。

· **度假之后可以带些贝壳和石头(如果被允许的话)回家,然后用它们装饰旧玻璃杯、罐。**不要使用强力胶,用旧报纸保护你要操作的地方,以免发生意外弄脏了桌子。你可以用这些罐子制作礼物或旅行纪念品。边粘贴边慢慢地回忆。

· **让夏天洗车成为一家人打水仗的借口吧。**全身湿透,打着赤脚,吹肥皂泡泡,然后跳起来戳破肥皂泡泡。

· **带着科学精神去探索**。收集凋零的花瓣，将其与水混合，用杵在碗里碾碎后制成香水。探寻鼠洞、蚁窝和兔子洞，想想每种动物都靠什么来挖掘和建造自己的窝。测测这些洞的大小，并解释地底下会发生什么。春天的时候去寻找鸟窝（但不要靠鸟窝太近，否则鸟儿可能会弃巢而去），算一下成年鸟会离开自己的鸟窝多久，观察它们回窝的时候给小鸟带了什么。另外，可以玩小熊维尼扔树枝的游戏，从桥的一侧扔树枝，然后跑到桥的另一侧，通过数数判断水流把树枝从桥的一侧带到桥的另一侧有多快。

· **去公园里寻找大自然中的三角形、圆形、正方形和椭圆形**，也可以在我们带到公园的物品中寻找，比如球和野餐用具。指出相应物品并说出它们的形状。

· **试着亲手压花**，可以选择在你出生月份盛开的花，或者选择你母亲最喜欢的花。把你的压花作品以礼物的形式送给亲戚们，并告诉他们该花的意义（在网上或园艺书籍中很容易找到相关信息）。

· **两人一组，定好一人作为"捉人者"，玩暗影随行的游戏**，这和玩捉人游戏是一样的。先玩的人要尽量跳到对方的影子里，对方尽量不让其跳进自己的身影里；然后轮流交换，刚刚跳进影子里的人要防止对方跳进他的影子里。这个游戏可在一天中的不同时段玩，观察人影是如何随着时间和天气的不同而变长、变短和消失的。

· **即使天气恶劣，只要穿着得当，在户外待几分钟对于孩子们来说也是至关重要的**。如果你知道要变天，让孩子们被困室内之前出去跑一跑，消耗一下能量。如果你是个超级有计划的人，提前在后院或社区公园周围布置一个迷你障碍跑道，这样孩子们在雨雪来临之际也照样能跑，等他们户外运动回来之后，可以奖励一杯热巧克力。

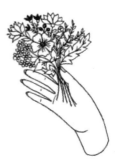

乔治，6岁

我喜欢跑步，它让我快乐，它让我更强大。每周会有一天早上，我到跑步俱乐部跑步，感觉跑完之后肌肉很爽。全身得到拉伸。我们沿着跑道跑，会穿过树林——我和我的朋友们。我们假装自己飞起来了。

你会得到生活中的全部必需品！

孩子们需要户外活动，他们的父母也一样——因为这会让我们成为更好的父母。这就是大自然母亲给我们的幸福生活秘方——她知道自己在做什么，只要我们听她的。我和朋友们站在风景优美的地方欣赏美景，而不是坐在咖啡店里；我和丈夫一起享受没有孩子但充满新鲜空气的时光，约会也不再选择嘈杂拥挤的餐厅；甚至在安全的情况下，我会独自散步，处理自己的一些想法，思考自己的困境以及待办事项。所有这些生活方式上的改变都让我受益匪浅，我和孩子们的关系也一直很好。欣赏日落时，我感到压力减轻了，即使那天声音因为喊了一百多次"请穿上你的鞋子"而变得嘶哑。

找到你自己养育孩子的规律。我保证它不论在当下还是未来，都会对你有所帮助，哪怕有一天孩子长大成人离你远去，回顾他们的年少时光都会让你感觉柔和而美好，如同挂上了玫瑰色的滤镜。"日子很长，但岁月很短。"我经常听到这样的话，通常都想对说出这句话的老人大喊一声，他说得很对。不要让这段时光浪费在电视屏幕和处理电子邮件上。找到你喜欢的东西。

今年夏天，我和孩子们爱上了薰衣草。我们找寻它，闻闻它，用手揉它，并宣称"薰衣草的力量"是治愈一切的良药。我们深深吸了一口气，停了1分钟，把薰衣草的香气吸下去，然后我们仨紧紧地连接在一起。我明白——我希望——只要他们活着，当他们看到或闻到薰衣草时，他们的大脑就会充满爱、好奇，当然还有我，他们总觉得我是一位性急而鲁莽的母亲，但我不玩手机，而是和他们一起玩！

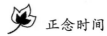 正念时间

小组每个成员都挑选一朵花、一片羽毛或一片叶子，然后围坐在一起，形成一个圆圈。花1分钟时间把你挑选的东西传递给大家，想想你观察到的第一件事——它散发出的气味、你的感觉或它发出的声音。把你收集到的东西都放在圆圈中间，然后挨个告诉大家你最喜欢哪件物品以及为什么喜欢它。

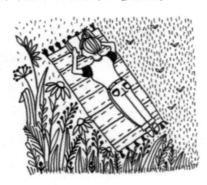

8

走进自然：自我关怀

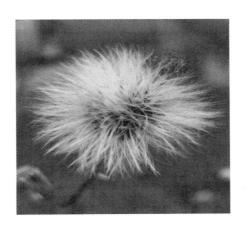

　　活在每个季节，看它们自然交替。呼吸空气，小酌美酒，口尝鲜果，享受大自然的熏陶吧。

——亨利·戴维·梭罗

这一章的内容将围绕如何照顾自己、建立自尊以及利用好独处时间——尤其是在户外度过独处时间而展开。当今世界似乎对这两件事都不太在意。错失恐惧症、职场的激烈竞争和高度的城市化正在使我们远离对安静、平和、沉思和自然的基本需求，这正在对我们的身心造成伤害。但努力让自己和周围的世界重新联结，将给人们带来许多积极的变化。

我觉得我们现在都是独处的

做一个交际达人和派对动物是不错，但有时独自思考——尤其是与具有洗涤灵魂和拓宽思维功能的森林、湖泊、山脉和海洋相处的时候——它是无价的。独处并不等同于孤独。独处不是一种消极状态。想要独处并不意味着你抑郁、反社会或悲伤，而是你对自己有足够的认识，知道当下的自己需要从持续通勤、孩子们的喋喋不休、互联网以及内心反复出现的"我错了""我不好""我可以做得更好"的声音中解脱出来。我们总是处在被外界过度刺激、过度忧虑、过度拉伸和过度焦虑的状态。独处给我们提供了一个感到平静和被滋养的机会，可以安抚内心、补充能量和恢复活力。

独处的力量

坚持把走自己的路放在优先地位，因为它会给身体和心理带来好处：

· 总是对别人的事耿耿于怀无法让大脑有时间放松。独处的时候可以不受外界干扰，这才能让大脑有空去解开谜团，同时也让自己放松。

· 独自去旅行或是开始一项新的爱好，从长远来看，这可以帮助你遇到更多志同道合的人。如果你总是和熟悉的朋友一起做这些事情，那么你就很难结识新朋友。

· 接受独处这个新挑战？是的，因为在没有干扰的情况下，你的注意力会提高，工作效率也会提高。

· 当你独处时，隔绝了外界嘈杂的声音，你也有机会思考和决定你想成为什么样的人、想做些什么以及想到哪里去。你能为别人腾出时间，那么也请给自己同样的礼遇。

· 我们都有内向的一面，无论我们怎么试图隐藏它，独处会让我们重新恢复社交战斗力，这样我们就可以在接下来的一天或一周中更好地与外界交流。

· 没完没了的闲聊和社交活动不利于你进行深入和创造性的

思考。保持安静,让自己新的情绪和想法自由流动。独处是解决某些特定问题的最佳状态。

· 自己一个人出去玩的压力较小,与跟别人出去玩一样有趣。如果你想到市内的公园逛一逛,并且你现在就想去,那就去吧!为什么要等别人有空把你塞进他们的日程安排,却在最后一分钟因为对方无法如期赴约而让自己失望呢?做你自己的好伙伴。这样的话,你就可以去做任何自己想做的事了。

· 在大自然中独处能让你与周围的世界重新建立联系,你不用去感受社会交往中要去与人交谈而带来的压力。

· 独处实际上不会让你感到孤独。你花越多的时间去了解你自己和你想要什么,就越清楚自己真正想要什么样的人陪伴左右以及为什么。反倒是那些无法带给你温暖和愉悦的人,不值得你花时间去跟他们打交道。

去吧,去过一个人的生活!

虽然独处的好处有很多,但我并不建议你总把自己关在屋内,与外界隔离,在有中央供暖系统和电视机的房间里发呆。独处的好处是让你从社会中脱离出来,清理脑中的杂念和减压,如果这些独处的时间都是在大自然中度过的,而不是躲在你的屋里,那么独处的好处将会成倍增加。

不过,有时候一个人出去走走会让人觉得尴尬,这我能理解。一开始尝试独处很难。我过去常常一个人出差,我发现自己在陌生的城市没有朋友,对所在的城市也一无所知。起初,我担心自己看起来像个失败者或怪人,除非因为开会要离开酒店房间,否则我宁愿待在酒店房间享受客房服务,也不愿去外面探索陌生的城市。在我30岁的时候,我才恍然大悟。其实并没有人看着我,对我的独处状态评头论足,大家对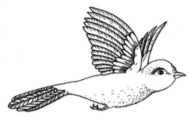自己脑子里的事情都自顾不暇呢。意识到这一点让我如释重负——除非你惹祸上身或主动引起别人的注意,否则没有人会关注你。很快,我不仅独自一人穿梭于陌生的城市,在街边的咖啡店用餐和观察四周,我还选择独自一人去度假。

记得在我32岁的时候,我被同居的男友甩了,伤心欲绝哭了几天之后,我的脸看起来就像被1000只蜜蜂叮过一样肿得无法形容。"去散散心,"一位女性朋友建议说,"去一个令人愉快的地方,散散步,好好想想,放松一下。"

"你能跟我一起去吗?"我恳求道,毕竟才恢复单身状态,自己还有点脆弱。

"不,你需要一个自己领悟的机会,去想明白他并不适合你。你只能自己去面对。我说得再多也不会引起你的共鸣。作为一位单身女性,你需要一个人来适应这个新身份。"

周末我进了山,跨越了自己的困境。是的,我一个人。

我们都失去了独处的能力,甚至上个卫生间都要把手机带上——我不愿承认有时我对自己的这一行为羞愧不已——这样哪怕我们上厕所,都能感受到彼此之间有联系。花2分钟去独自思考似乎都觉得太长了。但如果我们能重新发现自我以及独处的丰富性,我们就不太会感到孤独,哪怕我们独自一人。尤其在现代社会,这点至关重要。这样的话,我们也更有可能会喜欢上自己。

梅勒妮,45 岁

只是静静坐在小溪中间的一块石头上,就改变了我。水发挥了即刻冥想的作用。无须任何技术。流水真的能洗去我的杂念。通常当我准备离开,要再次着手世俗中的待办事项、忧虑和疯狂时,我会意识到大自然刚刚给我送上的珍贵礼物:一颗安静的心和从持续忙碌中得到的片刻休息。为了我的健康,我让大自然成为我日常体验的一部分。无论是山川、大海、森林、公园或者我的后花园,我都可以去那里疗愈、锻炼、放松、充电和消遣! 对于我来说,当我感到不知所措、困惑或者仅仅为了让自己内心平静的时候,大自然就是我的重启按钮。大自然就是我要的答案。在大自然中,我能看到和感觉到万物都是有生命的,当我怀着接纳的态度,我就能接收到大自然给我的全部信息。这是一种影响深远的倾听练习。

你患有女性忙碌综合征吗？

这个新词是由营养生化学家利比·韦弗博士发明的，它用来描述许多现代女性发现自己正处于一种无比忙碌而损害身心健康却又无法摆脱的窘境。她在分析这种永不停歇的忙碌生活方式是如何影响我们的神经系统时指出，正是在长期的压力状态下工作，才让当今女性变得焦虑不安、喜怒无常、十分健忘，并且还不懂拒绝。令人担忧的是，她揭示了这种每天24小时、每周7天连轴转的状态对我们体内激素的影响，使得日常生活——以及具有破坏性的更年期——难上加难。

利比·韦弗博士在她的《女性忙碌综合征》一书中提到了两种解决方案：一种是享受独处，她认为独处是可以让身体充电的有效方式；另一种是进行温和的锻炼，比如练瑜伽或散步。我作为一名更年期女性，越发受到周期性情绪波动和愤怒情绪的困扰，正在用安静的自然散步进行自我疗愈，因此我完全赞同她的观点。

为什么要独自一人在野外散步呢？

研究表明，当我们与大自然母亲接触并产生有意义的连接时，我们会充满敬畏，我们会从多种健康益处中得到抚慰：我们能感受到积极向上、创造力被激发以及大自然的狂野之美和泥土的芬芳包围我们时的平静。如果我们因闲聊家长里短、乱发脾气或刷短视频而错过了上述对改善我们生活的诸多好处，那真是太可

惜了。

大自然的奇迹可以不受干扰地闯入我们内心,有时我们想要有个伴,而有时我们又会享受独自一人在乡下生活。所以要明智地安排以及确保自己的安全,再去享受野外独处给你带来的诸多好处:

· **在大自然中独处,要相信自己的直觉。**选择走哪条路是很重要的。没人为你提供建议,所以你要学会依靠自己。进入大自然可能感觉像是一场冒险,因此你要变得更勇敢,更好地做出正确的决定。在大自然中独处,会增加你关于自己所思所想所行的自我觉察能力。

· **学会聆听大自然,**这会让你在日常生活中变成一个更好的聆听者。你会适应其中的微妙变化和柔和。你会开始意识到潜意识里的声音,而不是屏蔽它。

· **当你平静地走在参天大树的树荫下或原生态的海边时,**你会感到自己的渺小,也会感觉自己当下的担忧和过去所犯的错误的渺小。大自然永恒的广袤会让你感到心安:总有东西会转瞬即逝,比如季节。总有事情是你无法左右的,就像树无法左右季节变化一样。承认这点会让你从片刻的恐惧和烦恼中解脱出来。

· **你要学会停止责怪他人,**并对自己负责——不论是踩到了蚁窝还是从攀岩的石块上滑倒——都将对你生活的方方面面产生价值。有时候责任确实需要由你来承担。勇于承担、不要抱怨,让你自己成为问题的解决者。

· **与大自然融为一体也会让你感到强大**——你是气势恢宏的大自然的一部分。你可以去攀登那座山、在浪花中游泳、在树上荡秋千,通过在今天做出正确的决定,去保护和改造你四周的动植物生态系统,从而为我们的下一代造福。

· 独自进入大自然需要勇气和决心,还需要啦啦队。因为只有你一个人,所以你必须学会成为自己最大的粉丝。自言自语、大声唱歌,当你做了让自己引以为傲的事时,还要发出庆祝声("哦耶!")。自我激励会在你生活的方方面面发挥作用,甚至当你离开树林,重返职场或者与他人交往时,它都是不错的技能。实际上,当你从大自然回来重新开始工作或与人交往时,特别需要进行自我激励。你可以说:给我一个Y! 给我一个O! 给我一个U! YOU!

如何让独自漫步引人入胜

以下是5个简单的步骤:

1. 低头看你脚下的小生物,而不是看手机屏幕上的状态更新。注意你的脚踩到什么东西没有。

2. 脱掉鞋子,获得不一样的体验。在保证安全的条件下,赤脚去感受青草或沙子的触感——如果你注意点的话,还可以踩在松脆的树叶和泥土上,这种感觉也不错。

3. 你不是闯入瓷器店里的公牛(不要鲁莽行事),而是野外的一名自然爱好者,在野外尽量保持安静。这样你才更有可能让那些对人类友好的动物接近,或者被它们故意忽视,你反倒有机会观察它们之间的日常恶作剧。

4. 如果你不能快速、轻易地让自己的大脑平静下来,那就把注意力集中在呼吸上。进行缓慢、深沉、有节奏的数呼吸练习能让你远离诸多烦恼,直到进入放松、独处的状态。

5. 享受它。现在你完全可以放弃那些糟糕的选择,转而享受更高质量的独处时光。置身于一个美丽的地方,观察四季变化,有意识地觉察你的存在,帮助自己恢复活力。

瑜伽与你

瑜伽的本质是一场个人的旅程,而不是充满竞争的练习项目。它涉及个人的目标和反思。无论是瑜伽中的下拉式动作练习还是去海边漫步,你能从中学到什么并将其运用到独处生活的各个方面呢?

· 无论你在哪里,让自己慢下来,然后深呼吸。

· 站在地板上,让自己扎根在地球上,感受你作为这个美丽世界一员的力量。

· 要有意地去做每个瑜伽动作,不要把你的时间和精力浪费在你不想或不需要的人和地方上。

· 瑜伽练习中强调运用柔和目光,这在日常生活中也很有用。觉察你周围的世界,但要专注于你担任的角色以及你内心的感受。

· 你应该只跟更好的自己或者过去、未来的自己竞争。找到自己在这个世界上的位置;不要老是东张西望,关注别人在做什么。

· 瑜伽练习的时候,教练总是不断提醒我们注意自己身体的感觉。在所有动作练习的时候都要这样做。如果你感到难过,想想难过的原因以及如何进行补救。如果你感到开心,找到开心的原因然后坚持下去。

· 瑜伽课上,如果练习时间太长,是可以休息的。如果你的身体——或者内心——累了,无论在哪,你都能休息,并且有权说不。就像在瑜伽课上你能休息一样,请在现实生活中也善待自己。

· 练习瑜伽动作让你把注意力放在此刻、活在当下。活在当下不失为一种减少对无法掌控事情担忧的好方法。

· 合十礼。我向你鞠躬。大多数瑜伽都是以合十礼结束练习,这是一种自我认可、安宁和感恩的表达。

未来精彩无限

当你独自一人置身于自然美景中,问自己一些严肃的问题,然后进行解答,让你一直飞速运转的大脑慢下来,没有比这个时候更好的时机了。当你有空的时候,思考、再思考这些问题。利用大自然的治愈力、自由意志和不断迭代的能量来改善自己的生活。这些问题如下:

1. 我喜欢我自己吗?

2. 我尊重我自己吗?

3. 我快乐吗?

4. 我怎样才能更快乐呢?

5. 为了实现上述目标,我需要做出什么改变?抑或每天需要做些什么呢?

把心路历程写进日记

在我生命中的很多时候,写作对于我而言是一种治疗方式。分享一个我的真实例子,那是我期盼了很久的第一次怀孕,在孕14周的时候我流产了。悲痛欲绝的我诉诸文字寻求慰藉、支持和自我表达。当我无法向家人表达内心绝望的时候,当我对丈夫的担忧沉默不语的时候,纸和笔成了我唯一的生存工具。我会坐在我们的花园里写无数首诗,然后把它们撕碎,或者一遍又一遍地翻看,日记本里的纸张有些散架了,上面被泪水浸湿,字迹也很潦草。这种自我表达很有帮助,每句话都让失去自我和母亲身份的内在情绪得到处理和表达。这些文字不需要写得很好,我也不需要对其编辑,更不需要把它分享给其他人。

当时我碰巧在上一门由苏珊特·亨克博士开设的关于创伤叙

131

述的文学课，我很乐意与她分享我的个人境遇。她告诉我，她给像我和其他无数通过写日记疗愈的人发明了一个术语：写作疗法。亨克博士向我解释了几个世纪以来，我们人类是如何利用文字来疗伤的——在写给兄弟姐妹的信中，在日记中，在对伴侣的控诉中（这些控诉对方压根看不到）。

与我所担心的那种虚荣的、以自我为中心的治愈方法不同，写作疗法（或写日记）正经历着某种复兴，它在现代心理学中很受欢迎，因为它能够在没有对抗的情况下提供治愈，在不被责备的情况下给予解脱。写作疗法比弗洛伊德的"谈话疗法"更能激活潜意识。没有什么是被压抑的，因为我们觉得我们可以控制墨水和纸张。

艺术疗法，就像写日记一样，是另一种处理你的想法和情绪的好方法。创造力让你凭直觉去感受和理解自己，并为提升自我扫除障碍。拿着画板或画架到荒野中的静谧之处，利用景色和你的想象力来描绘你的痛苦，这也是一种疗愈方法。在纸上发泄——用钢笔、铅笔或画笔——提供了一个安全的港湾、一个私密的地方，在那里你能真正做自己，用诚实来治愈自己。当我们的个性被新鲜的空气、天然植物杀菌素、维生素D和自然美景所改善——当艺术和自然联合起来修补我们那破碎的心灵的时候，没有哪个地方能比荒野更适合疗愈自我。

特雷瓦，38 岁

5年前，我决定结束我的第一段婚姻。为了逃离那个牢笼般的家，我来到树林里。每天早上，我把食物扔进我的徒步背包里，然后只有一个目标：迷路。我出发的时候很少遇见其他人。从日出到日落，我都在树林里休息。我会把毯子铺在地上然后躺下休息。

我经常一睡就是几小时,当初在家里的时候我是绝对做不到的。一天,我斜靠在一棵老白杨树上打盹,被一阵嗡嗡的声音吵醒了。我睁开眼睛,发现自己正对面居然是一只红喉北蜂鸟。它一定是被我头上某种鲜艳的颜色吸引了,因为它一直在离我的脸2.5厘米的地方盘旋,持续了1分钟左右。蜂鸟是一种神奇的生物。它们在白天会消耗很多能量,所以它们到晚上就进入了一种迟钝状态,这样是有利于它们恢复元气的。我在树林里也找到了类似的舒适感。在树林里,我不需要成为任何人。林子里的气味和声音把所有关于下一步该做什么的焦虑统统带走了。在那里,下一步该做什么根本就不存在。

冥想和我、我自己

花时间去冥想不是一件奢侈的事。从长远来看,这将为你节省时间,让你不用担心,也不用感到疲惫。冥想真的很简单,你只要保持静止状态,闭上眼睛,然后清空你的大脑。冥想只是沉思、反思和静观的一种特殊表达。网上有许多相关的APP和视频可以帮助你开始冥想练习——你应该开始学习的。来自加州大学和哈佛医学院的科学家们聚在一起,对比分析了度假和定期冥想的好处。他们选取了64名年龄在30~60岁没有冥想经验的女性初学者,以及30名来自同一年龄段有冥想经验的女性。这些女性被试被送到同一个度假胜地,一半参加冥想项目,另一半不参加。在干预开始、第6天结束以及干预10个月后,均对这些被试进行了问卷调查和采集血液标本。结果表明,冥想的女性比没有冥想的女性表现出更少的抑郁和焦虑症状,血液检查结果也显示出免疫功能和应激反应相关指标的显著积极变化。

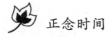 **正念时间**

　　盘腿坐在一个安静的地方，这个地方散发出和谐、生命的气息——在你最喜欢的森林道路附近找个宁静的地方是比较理想的。闭上眼睛，练习深长又有规律的呼吸。现在想象你和你所坐的地面紧密相连。把你的身体想象成森林的一部分，你的根茎在土壤中蜿蜒前行，与其他树木和藤蔓交织在一起。现在想象一下，你被举起、伸展并被拉向天空，你的手臂在微风中与周围的枝叶一起舞动，这些枝叶也在伸向头顶的天空。保持呼吸，花1分钟来觉察你是如何与这个美丽的地方关联在一起的，利用好你内在升起的力量。

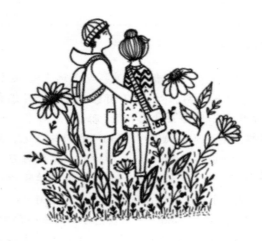

9

走进自然：亲密关系

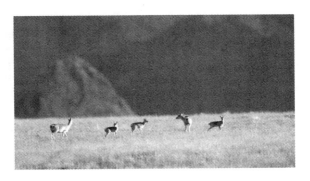

正如阳光照耀大地，月光亲吻海洋，如若我得不到你的轻吻，这一切又有何意义？

——珀西·比什·雪莱

人类一直热爱着大自然，从古代把四季或天气当作神来崇拜，到现代在击鼓声和雕塑公园中去纪念大自然母亲。几个世纪以来，对现实世界的浪漫依恋一直激励着诗人、小说家、艺术家、剧作家、音乐家和电影制作人。浪漫主义诗人——拜伦、济慈、柯勒律治、华兹华斯和雪莱——从艺术和哲学视角受到这样一种观念的巨大诱惑，即大自然与人类之间有着深刻的联系：大自然是人类的老师、上帝和一切重要的东西；城市生活不应该压倒田园生活。200多年后，我们仍然认为大自然是我们最伟大的缪斯女神，是我们最忠实的盟友和最甜蜜的痴迷。因此，恋人的爱情故事里若有大自然的参与，那恋人间的互动变得更深入和丰富也就不足为奇了。大自然会改善人性。

如果你喜欢喝椰林飘香

　　为彼此腾出时间，不受干扰，这对健康、可持续的亲密关系至关重要,回归自然——告别旧的、枯燥的亲密关系——可以给它注入新的活力。回想一下那首经典的情歌《逃离》,歌里的主人公经历着一段令其感到疲惫的婚姻,于是他在报纸上刊登了一则广告,以寻觅到让他再次幸福的爱人。"如果你喜欢喝椰林飘香并被困在雨中",他唱着这句歌词,想要他的真爱给他写信。讽刺的是,给他的广告作出回应的居然是他的妻子。她也渴望有人陪她喝鸡尾酒、一起度过雷雨天以及享受海边浪漫。但他们失去了彼此,不再一起出去寻开心,他们都过得很痛苦。

通往真爱的道路绝非一条坦途。请在为时已晚之前采取措施,避免让你的爱情生活变得毫无新意。拥抱彼此吧,拥抱大自然的馈赠。

直到最近我和丈夫才意识到,之前我们俩都陷入了一个认知上的误区,认为约会之夜我们两个人必须面对面坐在一家昂贵、嘈杂的餐厅里,花更多的时间与服务员闲聊,而对我们自己的想法和忧虑交谈甚少。但现在,我们做出改变并让我们的关系变得更好,我们会在约会之夜选择去河边散步,一起做按摩、游泳,它们让我们更加亲密和真实。到户外去走走真的能让我们重新振作起来。

去呼吸新鲜空气吧!

在干草堆里打滚和呼吸新鲜空气对力比多有影响,不是吗?另外你可以尝试在大自然中做下列事情:

· **拿上一条毯子,躺在广阔苍穹下,静静躺着放松和欣赏云卷云舒。**跟着云朵慢慢地漂移,看不同形状和图案的变化。你能看出兔子、烟圈吗?它们又有多少种颜色呢?

· **在一个光污染最小的地方看星星很神奇。**注意观看流星。自古以来,它们就让人类敬畏不已,古希腊人相信看到流星会带来好运。那就把这份好运带进你的亲密关系中吧。

· **租一辆双人自行车,**骑着它去当地公园探索一番。两人合作能加深彼此间的连接,促进互相尊重。

· **共同参与园艺活动。**加入社区花园或园艺俱乐部,或在自家后院进行尝试,然后静待鲜花和爱情的盛开。给不同季节的种子包、植物照片和图画制作剪贴簿,以备天气和关系出现危机时,回忆这些美好让关系重新绽放。

· **在家里或户外被允许的地方生火。**依偎在一起会让你们进入好莱坞式的浪漫之中。洛克·哈德森和多丽丝·戴也会嫉妒你们的浪漫。人造毛地毯和装白兰地的玻璃酒瓶这个时候是可有可无的道具。

· **每当你看到彩虹时,打电话给你的伴侣,喊他许愿。**让这成为一个习惯。这个愿望可能会引起浪漫的打趣,你脸上会露出笑容。

· **互相支持爬到山顶**——可以是高山、丘陵或者弯弯曲曲的森林小径,然后在山顶停下来欣赏风景,庆祝你们已经走了很远的路。换个视角看你们的亲密关系总是好的。一年四季都走同一条路会帮助你真正见证变化,见证时间流逝的美丽和你们爱情故事的演变。

· **给感官来一次旅行**。选择一个地方——河边、森林、海边——用嗅觉、听觉、视觉和味觉去探索大自然的美景。感受树叶或沙粒的触感，轻抚水里光滑的鹅卵石。这样的挑战极具感官体验，能提高你对所看到和嗅到事物的敏感度，甚至对你的伴侣的敏感度。

· **重新当个无忧无虑的孩子**。放风筝，这是一种浪漫且丰富多彩的娱乐活动，不需要投入太多，但会有很大回报，在有风的海滩上就能进行。用树枝搭一座森林堡垒，既能锻炼你的沟通能力，还能让你们有地方依偎。在你的庭院里，用可洗的粉笔涂鸦来表达你们对彼此的爱。

· **如果你需要更多欢声笑语**，那就去公园、酒吧或酒店玩超大的国际象棋游戏，或者去花园里玩层层叠游戏。

· **给你们自己设定周期性的挑战**。当季节变化开始新的轮回，为你们设定一项3个月内可以达成的目标：一次豪华野营、一次5公里跑、一次周日冥想课——任何能让你们共度美好时光的事情。在每个季节结束时，回顾一下其中的亮点，无论是个人还是双方层面。如果完成某件事真的很有效，那就承诺每年都要做这件事，在你自己家里建立让人愉快的例行公事和习惯。

· **抓好漂浮板或漂浮管，一起在海上或湖上漂流**。只需一点肾上腺素和紧紧抓住某人的举动就会让你的爱情重新焕发活力，但是你们要理智一点儿，要懂得敬畏大海。

· **前往乡下的啤酒厂参观、品酒，在啤酒花园好好放松一下**。

通过玩啤酒乒乓或毛绒鸭游戏取乐。

·**在当地农场摘水果或浆果，或者去摘黑莓。**这将是告诉你的爱人你仍然会选择他们为爱人的有趣方式。摘满一篮子，然后回家一起烹饪。好吃极了！

·**租一辆敞篷车，然后开到乡下去。**停下来吃个冰淇淋或在风景如画的地方野餐。当太阳开始下山时，一起驾车回家洗个热水澡。

·**下班后来一次即兴约会**——当你看到美丽的夕阳西下时——在附近的屋顶酒吧相约喝杯鸡尾酒。两人保证不看手机，也不谈工作。好好享受当下。

·**有星星的夜晚，你们可以在后花园搭个帐篷，然后在里面过夜**——如果有需要，帐篷还能挨着浴室和舒适的床搭。两人依偎在一起取暖，对重燃爱情有奇效。当然，你们可能需要共用一个睡袋。

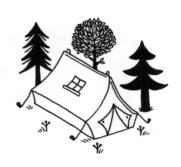

十大浪漫读物

租一艘划艇，或者在林中搭个营地，带上我最珍视的爱情故事，徜徉在跌宕起伏、纷繁复杂的小说里。我向你保证，纸质书一定可以给你带来前所未有的激情。在鸟儿和蜜蜂的簇拥下——在书和你周围的风景里——你会从新的角度看到你自己的爱情故事。非常鼓励你向所爱之人大声朗读出那些特别感性、动人的文字。

· 《飘》
· 《英国病人》
· 《遇见你之前》
· 《永远》
· 《傲慢与偏见》
· 《星运里的错》
· 《恋恋笔记》
· 《呼啸山庄》
· 《爱到尽头》
· 《看得见风景的房间》

动物世界里的爱情

我们总炫耀自己是文明人，但实际上，在爱情、浪漫和忠诚方面，我们可以从自然界学到很多东西。动物们没有人类那么多关于谁应该最后把洗碗机里的东西拿出来的争论。有些生物有这种爱的本能。我们称"情侣鹦鹉"为爱情鸟也是有原因的：这些毛茸茸的小鸟喜欢依偎在一起，它们奉行一夫一妻制，直到生命的最后一天。有终身伴侣的生物还包括蝙蝠、海狸、狐狸和水獭等。企鹅也是一夫一妻制,但值得注意的是,也许是因为它们绝大多数时间不在一起,所以幸福关系更加容易维持。火烈鸟的跳舞方式和我们在青少年舞会上跳舞的方式差不多,雄性和雌性各自为政,然后通过一些炫酷的舞蹈动作相互吸引对方。海马通过大量触碰鼻子和抓尾巴来追求对方。狼也是终身伴侣,认真对待家庭生活,对它们一起生活的雄性、雌性和后代都保持忠诚。多么神奇的动物啊!

乔,42岁

我从未错失过大自然的浪漫。10岁那年我在湖面划船,第一次学会和童子军里的男生搞暧昧。后来在十几岁去新森林露营的时候,我第一次尝试给旁边帐篷里一群英俊的男孩子献殷勤,夏天昏暗的夜色下充满了各种可能性。每年我仍然无法抗拒与大自然共度良宵的诱惑。幸运的是,我丈夫也赞同此举——我保证这真的很浪漫。

把大山变成鼹鼠丘

在清新的空气中搁置争吵是一个不错的想法。高楼林立和大都市成了人们压力、愤怒和其他不良情绪的高压锅。微小的烦恼也变得意义巨大,让我们小题大做,把小小的鼹鼠丘变成一座大山。我能感觉到:我们被困在钢筋混凝土里——或者在嘈杂、污染的街道上——和讨厌的人待在一起只会让事情变得更糟。当周遭的世界把我和丈夫压迫得无法后退、喘口气或采取积极行动来解决我们的问题时，我感到自己被困住了、不被倾听、身上发痒并且十分沮丧。我总发现，当我们中有人最终能开口说"来吧，我们一起去散个步/去公园/沿着河开车兜风"的时候，紧张感立刻就消散了。这颗定时炸弹慢慢被拆除，我们要么忘记了刚刚为之生气的事情，要么能够平静地谈论它。我们不再被杂乱和喧嚣影响，而是被蓝天和参天大树分散了注意力。如果能把彼此间的矛盾和问题带到树林里，在锻炼和呼吸新鲜空气的过程中去解决它们，那你们在睡前也不太可能会吵架了（睡前吵架并不好，因为它经常会引起失眠）。

一旦在大自然中找到了舒适、平静，你也能重获爱情生活的平静，下面的建议会帮助你更快获得解决问题的良方：

· **不要直接去指责对方**。句子的开头用"我"而不是"你"。如果你直接说"你做了这件事"和"你错了"，那你的伴侣就会直接进入防御状态来保护自己。

· **双方达成一致意见：如果事情到了激烈争吵的地步，你们可以选择此刻远离对方**。如果在大自然中，你们能很容易去到不同地方冷静下来，然后再在一个中间地带碰头；而如果你们在室内，你们中的一个人可能要困在家里了。

· **体育锻炼能释放愤怒**。所以如果你感到沮丧，就不要光坐着——去徒步旅行吧。

· **好好利用你已有的资源**。身体接触会释放令人愉悦的催产素。牵手或将手臂搭在对方肩膀上能让对方心情大好，即使一开始会有点别扭。即使你感到不那么舒服，也不要用严厉的语气和严肃的语言去跟对方沟通。用充满爱意的昵称称呼对方。

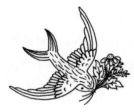

·遵循前几章给出的关于专注于当下的建议。如果你听到不喜欢的话,不要立马跳起来或过度反应。先让它静置片刻,再深呼吸,思考的时候专注于那些美好的事,最后做出回应。这就像从1数到10,但是要用一种更自然、更令人敬畏的方式进行。

森林中的甜言蜜语和巧妙表达

如果你需要却又不知怎么做,可能会想到大自然的一些意象——玫瑰是红色的,紫罗兰是蓝色的,或是沿着加油站里用塑料纸包装好的红玫瑰路线——但你可以做得更好。要想保持大自然的浪漫,利用好下面这些与大自然相关的物品:野生花园里新鲜的鲜花、气生植物、瓶装精油喷雾,成为当地植物园或植物学领域的会员,陶罐中的仙人掌,订阅自然杂志,上养蜂课,配备户外野生动物照相机,园艺工具和彩色水壶,一副双筒望远镜,一个吊床,一盏星空卧室灯或一张森林野餐欠条。如果你一定要写诗,那就追随田园诗之父华兹华斯的风格吧。

大自然中的催情药

不幸的是,爱情药水和魔咒都不是真的,退而求其次的办法就是吃点催情药,也许很多春药就在你厨房里。几个世纪以来,据说阿佛洛狄忒的助手(她是爱和性的女神,催情药的名字就是她给取的)都是通过摄入药物来增强性欲。那怎么做呢？营养学家认为，被选中作为催情药的药物主要是因为它们能够减压、增加血液流动或使我们释放愉悦的神经递质：具有这三种功能的药物已被证明能够增加人的性欲。试试这些草药和营养品，为你的性生活增添情趣。即使你感觉不到身体上的变化，但只要知道你是健康自然的，你就能在卧室里享受甜蜜时光！

· 杏仁是《圣经》中生育能力的象征，直到今天还在婚礼上分发杏仁，它以其甜美性感的气味而闻名。

· 自阿兹特克时代以来，牛油果一直被认为是性感的水果，当时它被称为 Ahuacatl，翻译过来就是"睾丸树"的意思。

· 罗勒和小豆蔻一样，能加快心率和血液流动。

· 芹菜含有雄酮和雄烯醇，这两种化学物质让你容光焕发。

· 红辣椒能释放内啡肽，让我们感觉良好和充满活力。它们的产热功效会让我们的嘴唇肿胀、皮肤发红，这两种身体上的特征被认为是有性欲的表现。

· 巧克力可能是最出名的催情药。它含有苯乙胺，与身体在性爱时释放的激素相同，这解释了为什么我们都这么喜欢"吉百利"（一种巧克力品牌）。

· 肉桂和姜都能让你的身体发热。

· 椰子水会促进血液流动，在闷热潮湿的时候还能保持机体所需的水分。

· 大蒜（如果双方都吃的话）也有用，因为它含有蒜素，能增强人的耐力。

· 蜂蜜有助于睾酮和雌激素的产生。

· 肉豆蔻在印度文化中被用来清新口气，从而吸引伴侣。

· 松子富含促进睾丸激素分泌的锌。

· 据说石榴能增加生殖器的敏感性。

· 毫无疑问，红酒能减少拘谨并有放松的作用，它还能促进血液流动。

· 芝麻菜的叶子深受罗马人的喜爱，它们被认为有助于嬉戏。

· 松露——它们的气味类似发挥信息素的作用，可用来吸引异性。

· 香草是一种温和的神经兴奋剂，会让性接触更加令人兴奋。

· 西瓜会增加体内一氧化氮的产生，继而扩展血管和加速血液循环，这些身体上的反应能增加人的兴奋性。

眼里有爱

啊，你还记得第一次邂逅浪漫，在拥挤的房间里，你与你的爱人目光相遇，然后给对方一个会意的微笑吗？这种视觉接触充满了激情、亲密和爱意，但之后你不得不把目光移开。那时的你可能脸都红了。或许至少会为接下来发生的事情兴奋不已，不管是那天晚上还是以后。当对方看着你的时候，你真的能感觉到自己的心跳。现在，就没有那种感受了。你们太忙了，以至于没有时间深情地凝视对方的眼睛。结婚九年，在有了两个孩子之后，我和丈夫只会隔着哭闹孩子的脑袋、溅出来的牛奶或超市冷藏柜怒目而视，而不再凝视对方。我们会花更多的时间去看手机而不是注视对方。但如果眼睛是心灵的窗户，我们需要做得更好，所以，我们尝试了新做法：**凝视对方的眼睛**。

我发现，一开始练习这种有意识地盯着别人眼睛的行为，令人感到很尴尬，哪怕尝试几次后仍然很奇怪。它让你回忆起过去，你在操场上进行盯着对方眼睛比赛的日子，那个时候比赛规则是"谁先眨眼谁就输了"。但实践发现，凝视对方的眼睛有助于与心爱的人重新建立联系，当置身于大自然中，情侣之间这样凝视对方很容易、很合适，在新鲜空气和户外感觉良好等因素刺激下，凝视对方还能帮助你们集中注意力和积极思考。

具体要怎么做呢？

1.首先，设定一个目标：你们想要达到什么目的？为了亲密、放电、舒适？把这个目标放进你们两人的脑海里。

2.接下来，坐着或站着，两人对视，先闭上眼睛几秒钟，让头脑平静下来。吸入大自然中的植物化学物质或带着海水味道的空气。感受空气吸进体内。无论谁先睁开眼睛，都安静地等待对方睁开眼睛。

3.凝视你所爱之人的双眼或单只眼睛。把注意力放在对方的左眼或右眼上，不然你会觉得有点儿不对劲。

4.当你们第一次开始这项练习的时候，可能会在那傻笑，不用为此担心。你还可能会哭，也不用担心。爱情就是这么有趣又可怕。

5.你们可以随意眨眼，毕竟这不是凝视对方的比赛。

6. 认真注视对方的眼睛。看看伴侣的眼睛发生了什么变化。当你在一个人身边却从来没有真正看过他的眼睛,这是很奇怪的。我总是能在我丈夫的眼睛里发现新的欣喜以及眼中不同颜色的光点。我能从他眼中看出他是累了、伤心了还是焦虑了。

7. 为你们的勇敢而鼓掌。用眼睛凝视对方很大胆、赤裸,让人无处可逃。你们面对面地看着对方。人们可能会把这种做法视为没用、搞笑的行为,但只有强大——或者强烈想要改变亲密关系——才能做到这一点。

8. 不要抱有其他任何期望,除了你们真心希望彼此能度过一段不受干扰的时光。

9. 即使只用了30秒去凝视对方,与爱人重新建立有意义的关系,这样做也比不去这么做要好。但想真正重燃你们的亲密关系,最好能坚持5分钟或更长时间。

10. 试着经常去练习,或者当你们感到彼此不协调的时候再练习。即使在压力过大、繁忙的时候也要保持与对方的连接。凝视对方眼睛的练习一结束,不要立马紧盯你的手机屏幕。

索尔维格,43岁

毫无疑问,北欧夏日的魅力塑造了我对大自然的浪漫依恋。在人生的前25年,我每年夏天都会在充满魔力的森林里进行无休止的徒步旅行,我会踮着脚走过长满青苔的蓝莓地。蓝莓一般是我们自己采摘,然后放进祖父母的冰箱里(他们冰箱里总有足够多的蓝莓,让我们在接下来的三个季节都能享用)。我仍记得一个接一个穿在细长稻草上的草莓，它是我在户外待一天吃到的最完美食物。这片童话般的大地上有极昼阳光，有峡湾，有大海，有我们无休止徒步旅行会途经的山脉，还有流淌的纯净的山泉水，这些都是我的初恋。

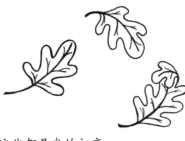

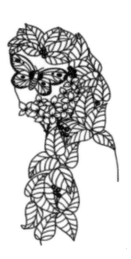 正念时间

和爱人一起，两人背靠背坐着，手牵着手，然后闭上眼睛。不要说话，只是回忆。回忆过去让你感到幸福的时刻：你们的第一次约会，一起度过的美好假期，你们孩子出生的那天以及从那天早上开始共同度过的有趣时刻。专注于你们如何作为团队在一起共同奋斗。思考为什么你会很高兴跟你的伴侣而不是其他人有这样的经历。睁开眼睛，告诉对方你的回忆以及它带给你的感受。

10

享受自然美容

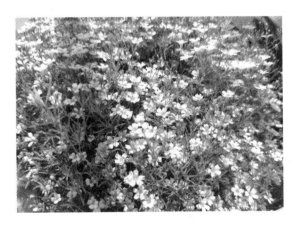

　　真正会生活的人离不开工作、阳光、运动、肥皂泡、充足的新鲜
空气、快乐而又心满意足的心境。

——莉莉·兰特里

人们花大量的时间和金钱在面霜、药水、乳液、化妆品甚至整容手术上以让自己呈现出"自然的样子"是有原因的。皮肤被阳光照耀，脸颊红润和眼睛明亮——这些都是在户外活动时，身体自然而然会产生的特征。当你在海边轻快地散完步，或在森林小径上飙完车，都会让你看起来精力充沛、年轻又有活力。记住，我们的容貌看上去与自己的年龄相当并没什么问题，但我们确实希望历经岁月洗礼，自己看起来仍然是最好的——我们若被指责看起来比实际年龄还老了几十岁，恐怕连上帝都不允许这样的事发生。好消息是我们不必依赖合成的抗皱剂和肤色提亮剂让自己显得更年轻。我们可以尝试森林疗法。在我们的饮食、健康习惯和生活方式中大大增加自然元素，让我们成为一颗真正的宝石，从内到外。

世界小姐

只要你能远离浴室镜子里刺眼的灯光——以及它产生的自我批评——并能走到外面的世界去,地球母亲就会为你提供卓越的自然美容。忘掉整容手术吧,试着在厚厚的云层下度过快乐又有助于你恢复精力的下午,这会让你感觉和看起来更年轻。想想令你赏心悦目的人,现在找出他们的共同点:干净的皮肤,温暖的微笑,放松的神情? 他们之所以有吸引力,并不是因为他们的体重、年龄、阶层或肤色,也不是因为他们穿了一双特定的鞋,更不是因为他们身上镶满了钻石。都不是,你会发现他们迷人是因为他们青春焕发,他们的生活乐趣和耀眼的光芒吸引了你的眼球(也许他们天生如此;当然,我们无法与DNA对抗)。以下是他们将大自然母亲作为美容大师会用到的一些方法——你也可以尝试一下:

· 当你凝视着美景时——海洋、山川、森林——很难不会嘴角上扬。好消息是微笑能让你看起来更年轻。一项研究表明,被试看到照片里的人呈现的是高兴表情的时候,猜测照片里人的年龄比他实际年龄要小,并且比同一个人在照片里呈现愤怒或中性表情的年龄要小得多。尽管微笑会使眼角产生皱纹,但这被认为是笑纹而不是皱纹,而且微笑比皱眉用到的肌肉更少,所以从长远来看,产生的皱纹也更少。去绿丛中和咧嘴笑会让你年轻好几岁,而且比打肉毒杆菌针要便宜太多。

· 当你积极接触大自然时,你花在智能手机上的时间就会减少——这对我们的体态是个好消息。社交媒体上的网络成瘾者以脖子僵硬和驼背而闻名——《巴黎圣母院》小说中的钟楼怪人造型一点也不时髦。

· 压力不仅会让我们的内心变得一团糟,也会让我们的外在一团糟。焦虑会加重痤疮、牛皮癣和湿疹。过去,每当在工作或感情上遇到困难时,我的下巴就会长粉刺,脚踝上也会出荨麻疹。自从学会认真照顾自己以及改变生活方式后,我的这些问题都有所改善。要想通过皮肤释放压力,可以有规律地使用在前几章中提及的改善情绪的小妙招:长时间散步、在大自然中冥想、写日记、在喜欢的自然景点好好欣赏赞叹。

· 冥想会让你的目光柔和、面部肌肉放松,会使因紧张而导致脸部出现皱纹的情况得以缓解,让你看起来更加精力充沛。

· 深度睡眠对拥有光滑、年轻有活力的皮肤十分重要,所以白天呼吸大量的新鲜空气,调节好你的昼夜节律,让你的生物钟与太阳和月亮的自然周期相适应。你睡觉的时候,身体才有时间进行自我修复,修复机体前一天运行过程中产生的DNA损伤。多培养一些能让自己安静下来的睡前好习惯(冥想、泡热水澡、喝杯甘菊茶、喷洒薰衣草香精和看本书),而不是陷入看奈飞影片、喝葡萄酒和吃薯条的睡前不良习惯中。

· 喝大量的水不会直接清洁你的皮肤,但它会促进肠道健康,从而对你的皮肤有好处。水是自然界最好的保湿器,在森林徒步旅行或公园散步时,装满一瓶水显然是不错的选择。

·那些积极参与并与周围世界保持联系的人会活得更久、更快乐、更健康——所有这些都会让你容光焕发。

天然植物杀菌素是如何让你变帅、变美的？

森林疗法和天然植物杀菌素不仅能让你更健康、更快乐、更善良、更聪明、更有活力、压力更小——哇！——但这还不够，它们还能让你更加光彩照人。怎么说呢？就是花时间在树林里能从多方面提升你的美丽。首先它能改善你的睡眠习惯(告别眼袋和黑眼圈)，还能提供大量免费、优质的氧气——这是当下最热门的水疗美容中运用的成分。氧气具有抗菌和抗炎的作用，能刺激胶原蛋白产生，带给我们渴望已久的水灵灵的皮肤光泽。你不需要花大笔钱买面膜、化妆品和美容院护理产品，只要远离公路和喧嚣人群产生的有毒空气，在森林小径上悠闲地散个步，进行深呼吸就能免费得到它。然而，也许最重要的是，森林疗法及其产生的高剂量天然植物杀菌素以令人敬畏的壮美净化了我们的灵魂，从思想、身体、灵魂，以及脸上去除了城市污染和沉闷生活带来的灰暗。

尼克，29岁

很多时候，即使是在伦敦灰暗的冬天——事实上，尤其是在这些日子——我会把去健身房锻炼的计划换成在当地公园里进行。我喜欢让人心情愉悦的内啡肽，红润的脸颊以及锻炼之后出现的坚忍、坚强的自鸣得意的感觉！我很幸运能在伦敦的摄政公园附近工作，夏天的时候，我喜欢脱掉鞋子散步，去感受脚趾间的青草带给我的触感。它提醒我，在我装有空调的办公室之外还有一个更广阔的世界，这有助于我正确看待工作中出现的问题。任何季节，户外活动都能改善我的身心健康。我觉得自己强壮而柔软、积极而有吸引力。

绿色蔬菜

如果你开始吃绿色蔬菜，妈妈会很高兴，对你的美容养生也会很有帮助！富含纤维的蔬菜，如西兰花、菠菜和生菜，有助于清洁你的牙齿，防止牙菌斑附着在牙齿上。富含绿色蔬菜的饮食会让你的肤色迅速好转，因为其中丰富的类胡萝卜素（水果和蔬菜中的维生素色素）可以改善机体肤色。为了拥有健康肤色，建议每天食用三种蔬菜。

果香的脸庞和沙拉般清新的皮肤

我们都知道吃天然的食物能给我们的身体带来内在改善，补充人体所需的维生素、矿物质和抗氧化剂，从而让我们从内到外都变得更漂亮，但是若把冰箱里的食物直接涂在脸上会怎样呢？你自己做面膜、发膜或眼膜时，那些可食用的天然食物的价值还能被重新创造出来吗？涂抹椰子油来遮掩你的皱纹会让人们为一个全新、年轻的你而疯狂吗？使用厨房里的食材能帮你省下大量用于医疗美容填充材料的钱吗？是的！甚至还能利用这些食材对冬季恶劣天气和夏季暴晒导致的皮肤损伤进行局部治疗。让我们来看看大自然母亲的食品储藏室吧——这里有很多实惠、快速见效和令人愉悦的食材，能让你看起来像太阳一样耀眼。

· **巴西莓**富含抗氧化剂、氨基酸和必需脂肪酸。

· **杏仁**混合物是上等的面部和身体磨砂膏。

· **苹果醋**通过发挥α-羟基酸的作用去除身体里的污垢。

· **牛油果**不仅富含促进皮肤代谢的矿物质,如铜、铁和钙,还富含有益的维生素A、B和E,能为干燥的皮肤补水,让肤色更清新动人。

· **香蕉**对皮肤有良好的保湿作用,并能去除坏死皮肤细胞。

· **糙米粉**能疏通毛孔、软化皮肤。

· 将**胡萝卜**蒸熟、捣碎、冷却,然后用作面膜,能够促进细胞再生。

· 人们认为**肉桂**富含抗氧化剂,因此能让皮肤变得饱满,且能治疗湿疹。

· **可可粉**是一种抗氧化剂,有助于保护和滋润皮肤。

· **椰子油**富含抗氧化剂,具有抗真菌、高度补水的作用。

· **咖啡渣**——由于含有咖啡因——具有去角质、促进血液循环的作用。

· **鸡蛋**——整个蛋或蛋清——能使面部饱满、肌肉紧致、皮肤滋润。

· **葡萄籽油**易被皮肤吸收,能发挥快速补水功效。

· **绿茶**——碾碎的茶叶或沏好的茶——有助于减少皮肤炎症反应。

· **蜂蜜**具有抗菌作用,能促进伤口清洁和愈合。

· 鲜榨的**柠檬汁**能收缩毛孔、去除油脂,让你的脸焕发光彩。

· **燕麦**是非常好的、温和型去角质食材。

· **柑橘**——榨汁或削皮食用——能提高胶原蛋白水平,让你的肌肤更显年轻饱满。

· 用切碎的**欧芹**和**橄榄油**调制而成的汁可用于保持正常肤色。

· **菠萝**中富含维生素 C 和菠萝蛋白酶，可用于制作胶原蛋白面膜。

· **南瓜**富含 β–胡萝卜素、维生素 A 和锌，用其制作面膜能减缓衰老。

· 将**橄榄油**与**海盐**混合搅拌之后做成身体磨砂膏——注意不要把它涂在伤口上（否则会痛哟）。

· 富含维生素 C 和天然果酸：向提亮肤色的**草莓**问好吧。

· 含糖饮食对你的容貌不好，但作为身体磨砂膏所含的**羟基乙酸**却有奇效。

· **姜黄**，因其亮黄颜色常被少量使用，将它涂抹在皮肤上能缓解痤疮和牛皮癣，据说还能减少皱纹产生。这种调味品也因其对伤口愈合有抗炎效果而闻名。

· 皮肤上大量涂抹有机的**希腊酸奶**可以修复晒伤的皮肤，这要归功于该酸奶中含有的乳酸成分。

厨房橱柜中的5种快速美容妙招

1. 将两份水和一份苹果醋混合,用化妆棉沾湿后涂抹在皮肤上,有助于保持皮肤毛孔畅通和清洁。就这样维持一整天。
2. 将两份水和一份新鲜柠檬汁混合,用化妆棉沾湿后涂抹在皮肤上,有助于清洁和提亮面部肤色。就这样维持一整天。
3. 轻轻地在脸上涂抹一至两大汤匙的橄榄油,然后作为保湿面膜敷上一夜。
4. 切两片冰镇过的黄瓜,放在眼皮上冷敷10分钟,能减少眼部浮肿。
5. 将冰镇过的洋甘菊茶包敷在两只眼睛上冷敷10分钟,能紧致眼部皮肤。

大自然的美容食谱

使用采摘的能让你容光焕发的食材,会让你看起来很不错:

享受面部磨砂膏

用下面这款亮肤的磨砂膏去除暗沉的皮肤角质,同时还能提亮你的肤色。

2茶匙新鲜柠檬汁+2茶匙蜂蜜+2茶匙混合燕麦

把上述食材放置在小碗里混合搅匀,取适量混合物放在手掌里将其温热后涂抹在你的面部和颈部。等待5分钟或等其晾干。用绒布或洗脸巾、温水将面颈部洗净,然后像往常一样做好保湿或者敷个面膜。

令人垂涎欲滴的面膜

自己动手制作一款好吃的面膜来滋润丰盈你的脸吧。

1个小牛油果+1汤匙蜂蜜+5个草莓

把上述食材放置在小碗里用叉子将其捣碎。等待2分钟,均匀地将其压在脸上,维持10分钟。用绒布或洗脸巾、温水洗净,然后像往常一样做好保湿即可。

美味的发膜

将制作好的发膜涂抹在头发发梢,让你的头发变得滋润、顺滑和有光泽。

1汤匙椰子油+1汤匙橄榄油

把上述食材放置在小碗里混合搅匀,然后轻轻地将它们涂抹在发梢上,注意只涂抹在干燥的发梢上。等待20分钟。随即用深层洗发水洗净头发,使用护发素,然后像往常一样擦干头发并定型。

绝妙的肥皂泡

把洗澡变成一个沁人心脾的活动,让你的心理、身体和灵魂得到这些天然抚慰剂的浸泡。先用硫酸镁盐打底,然后在你的浴缸中大量倒入下述食材,或者将其混合好,好好在泡澡的过程中享受愉悦的自我体验。

· 将新鲜的**生姜**切片后放入浴缸,有助于排出体内的毒素。

· 浴缸中倒入**牛奶**可以软化和去除角质。

· **薰衣草**——精油或花瓣——有助于给大脑和肌肉减压。

· **燕麦片**能缓解皮肤过敏或瘙痒症状。

· **绿茶**，以茶或者茶包的形式倒入浴缸中，均可调理你的身体。

· **蜂蜜**具有保湿作用。

· **椰子油**能软化皮肤。

· 美丽、飘浮的**玫瑰**花瓣具有抗菌和抗炎作用。

· 浴缸中倒入**香槟**或**红酒**会让你有微醺的感觉，由于酒里含有多酚类化合物，因此能减少皮肤红肿和炎症反应。

· 漂在水面上的**薄荷**和**桉树叶**，其散发的香气有助于清理鼻窦。

· 放入一枝**迷迭香**能让你的头脑保持清醒。

· 浴缸中加入几瓣**丁香**有助于缓解压力。

· 滴入几滴**香草精油**也能缓解压力。

> *醒醒！起床、晒太阳！*
>
> 用大自然的唤醒方式，淋浴能帮你恢复活力，同时还能开启属于你的早晨：先用冰冷的水冲一冲，然后用温水和一手掌含有薄荷、桉树、西瓜、柠檬、酸橙、柠檬草或葡萄柚成分的沐浴露清洗全身。

涂防晒霜

在森林疗法和户外活动中，你要做的最重要的一件事就是涂防晒霜，否则会有患皮肤癌的风险。这也是你为了减缓皮肤起皱、长皱纹和老年斑、色斑、肤色变暗要做的最重要的事情，

因为这些都是紫外线照射在你皮肤上留下的痕迹。即使是阴天，也会有阳光——这是件好事，因为你也需要通过光照补充维生素D。为了保证有充足的维生素，建议能进行每周至少3次、每次15分钟的阳光照射。养成每天使用含有防晒成分保湿霜的习惯。

香气怡人

你不会只想利用大自然母亲的资源来让自己感觉不错、看起来不错，你还想让自己闻起来也不错——要像春天里英国的乡村花园、新修剪过的草坪或者海风一样清新才行。我们不能总是依靠大自然产生的信息素来帮助我们。那么，请为大自然和科学的完美结合欢呼吧，因为现在户外美妙的香气已被装进瓶瓶罐罐和精油里，让我们的鼻孔——以及我们邻居的鼻孔每天都能沉浸在香气中。

网上和商店里都能找到许多天然香水，它们不像某些化学混合物那样干燥以及含有高浓度的酒精。在大自然的各种甜美香气中，选择其中一种来配合你完成神圣的存在使命。

· **芳香型**　如果想要甜甜的和辣辣的香味，可以尝试带有迷迭香、百里香、薄荷、龙蒿、肉桂、丁香、生姜或小豆蔻香味的香水。

· **柑橘香**　如果想要清新扑鼻的香味，可以尝试带有柠檬、酸橙、葡萄柚、橘子、佛手柑或柑橘香味的香水。

· **花香**　如果想要浪漫、甜蜜的香味，可以尝试带有铃兰、玫瑰、茉莉、晚香玉、紫罗兰、康乃馨、栀子花或橘子花香味的香水。

· **青草香**　如果想要温和、清新的香味，可以尝试带有新鲜树叶和青草香味的香水。

·**海洋香**　如果想要轻盈、清新的香味,可以尝试带有山里的空气、干净的亚麻布、海风或海洋薄雾味道的香水(可悲的是这些香味都是合成的)。

·**木香**　如果想要泥土、苔藓的香味,可以尝试带有雪松、檀香、广藿香或橡树苔味道的香水。

大自然母亲的化妆品

· 把树莓当口红用
· 捏捏你的脸颊——这很有效
· 用石榴油滋润嘴唇
· 用依兰花油给你的肤色打底(告别粉底液)
· 用芦荟凝胶消除皮肤发红(告别遮瑕膏)
· 用茶树油清除痤疮

健康的森林

定期实践森林疗法——或海滩疗法、山地疗法——能让你去呼吸新鲜空气、减压和放松,从而帮助你抗衰老。它还能帮你保持苗条的身材和健康。森林治疗师把森林称为"绿色健身房",而把湖泊或河流称为"蓝色健身房",这是有原因的。因为森林疗法所提倡的是比较温和的运动方式,如散步、游泳、瑜伽和肢体伸展运动,当这些运动在室外进行时,它们的益处也会被放大。在户外进行轻微的运动有助于控制体脂、增强肌肉和强健骨骼,就像你在固定、沉闷的跑步机上或灰暗的健身房里锻炼时产生的效果一样。

研究表明,尽可能多地到户外晒太阳会促进腹部脂肪的燃烧。

呼吸新鲜空气也会帮助你睡得更好,每晚有规律地进行7~8小时高质量深度睡眠有助于调节机体的血糖水平,还能保持饥饿感和食欲激素水平之间的平衡。我们都知道,大半夜还没睡觉时,我们会想方设法地要去吃甜甜圈和喝含糖咖啡。有了健康的森林疗法,你会去呼吸新鲜空气、养成健康的生活习惯和睡眠,你再也不需要半夜觅食了。

户外运动能促进全身血液循环,让皮肤焕发出温润的光泽,脸颊也变得红润,这是随着年龄增长我们所渴望拥有的。

经常锻炼对人体的端粒也有积极作用。端粒是什么呢?它们是包裹着染色体的DNA,端粒越长,你患有肥胖、糖尿病、老年痴呆和心血管疾病等的可能性就越小。研究表明,爱运动的人的染色体长度与比他们小10岁但久坐不动的人的长度相同。绕着公园转一圈,想象时光倒流,这是一种非常简单的重温青春的方法,不是吗?

大自然母亲给了我们一个探索和活跃其中的大型游乐场,这能减少我们的懒散和无精打采,让户外活动成为一种冒险而不是苦差事。说真的,就像我之前说过的,我不是一个健身狂。我本能的姿势就是坐在树下,手里拿着一本书。但是当我沿着美丽的沙滩散步,或者爬上郁郁葱葱的小山去欣赏美丽的景色时,我甚至觉察不到此刻我正在消耗的时间和精力。因为我忙于沉浸在让我感到喜悦、精力充沛的户外生活之中,以至于忘乎所以。

正念时间

　　在浴缸里泡澡时，用本章中提及的美容产品，帮助你拉伸自己的脸，放松下来。通过一系列的面部活动来释放紧张和压力——这些活动会让你感觉还不错。首先，张开你的嘴巴，尽力张开，然后闭上，重复10次。接着，把你的眉毛上扬，再皱起你的眉毛，重复10次。然后把头往后仰，看着天花板，再做一个夸张的缩唇动作，好像你在亲吻天空一样，重复10次。做这些动作不会让你看起来很漂亮，但你会感觉很好，并能消除脸上衰老的紧张感。

11

品味自然美食

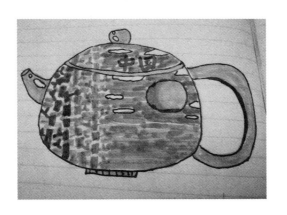

如果没有好好吃饭，一个人就难以很好地思考、恋爱、睡觉。

——弗吉尼亚·伍尔芙

我哥哥嫂嫂的家在肯特郡的英格兰花园的森林果园附近。每年春夏,水果、浆果和蔬菜都会让这片土地充满生机,农场环绕着这片土地,教堂的尖塔和烘干房还会遮挡住部分风景。我的侄子侄女每天下午一放学就会跳进这片成熟的果园,从家里疯跑出去,到带刺的灌木丛中摘红果子吃。他们吃饱喝足了才回家,指尖和舌头都被吃的果子染红了,手里满是苹果、梨、樱桃和李子,然后这些水果被用来做馅饼和果酱。秋冬时节,孩子们又会一篮接一篮地把蚕豆、羽衣甘蓝和洋葱带回家,以备做出丰盛的炖菜。

　　这是一种充满田园气息的成长方式,能让孩子们意识到乡村在前进和后退的周期中迭代,让他们感知每个季节都为人类提供了不同的回报,但这种意识其实是我们每个人都期盼的——无论有无果园。把野外不同的颜色、香味、美丽以及它对健康的益处带到餐盘里,用新鲜花蕾和美丽花瓣装饰我们的餐桌,迎接大自然母亲与我们一起用餐,好好享受人生中最大的乐趣之一:品味美食。

野外就餐

大自然母亲最喜欢的饭局应该就是野餐了,这个时候她能真正参与到用餐体验中。但对于人类来说,现实往往比野餐的想法要残酷。没烤熟的三明治和恼人的黄蜂,令人刺痛的荨麻疹和抢夺食物的海鸥,泥泞地和牛粪堆,突然而来的倾盆大雨或骄阳似火。野外就餐并不都是甜蜜的芳草地和野餐篮。但你能通过提前做好计划去提升野餐的体验感,去享受美好的野外就餐而不是诅咒它。

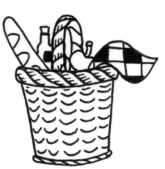

1. **选择一个提升灵魂、人迹罕至的地方:**城市公园中的安静角落,游客还未去打卡的沙滩海湾,能欣赏美景的山区。但你还是要实际一点,特别是如果你有小孩的话。你要考虑附近有无洗手间? 当你被迫要把大餐从停车场拖到几英里外,中途还要经过旮旯角落和台阶,你能保证食物不会洒出来吗? 如果带老人家出门,那他们坐在地垫上会不会不舒服? 你要带便携式餐椅出门吗?

2. **出门要带防风雨的装备。**买一条背面防水的毯子。为了保持食物的干燥新鲜,请选择合适的瓶子、罐子和包装袋。带上雨靴和雨伞——巨大的高尔夫伞能同时为多人遮雨——如果要变天的话。另外,准备好防晒霜、帽子、墨镜和充足的水。还有杀虫剂!无论天气如何,一定要记得喷杀虫剂!

3. **准备和计划餐食**是有趣的部分,但要记得准备一顿像样的饭,你所需要的物品:一个小切菜板、餐具、餐巾纸、隔热玻璃、调味品(盐、胡椒粉和番茄酱)和垃圾袋。如果你计划在落日时分野餐,记得带上蜡烛和毯子。很多夏天的野餐活动会被一瓶未开封的红酒破坏,所以别忘了带开瓶器。

4. **"作弊"也是可行的**。去当地农贸市场或熟食店,一口气把所需的食物都买齐,然后打包带走。尤其在夏天,面包师和农贸市场的商家会为野餐市场提供美味的食物,他们知道如何避免食物回潮或变质,哪怕食物要在户外放上几小时。

5. **一旦就餐完毕**,通过开展一些有趣的活动让野餐这天变得更美好。可以放风筝、玩飞盘、玩滚球、玩击球、玩回旋镖;如果你们去水边玩的话,可以去网鱼(穿好防水鞋);带个便携式音响听听令人放松的音乐;带副纸牌去打牌。如果你有小孩同行,那就带他们去冒险吧。我的孩子们和他们的朋友现在都热衷于玩猎熊、猎巫、捉鬼和间谍游戏。

6. **吃、喝、玩、放松**,然后离开你们野餐的地方时,注意将其恢复原貌。如果周围没有垃圾桶,就把垃圾带走。

盛开的美味

食用花卉——据说起源于3000多年前的中国。在英国,几个世纪以来,食用花卉一直是点缀晚餐、分享美食或将大自然的治愈力量带到餐桌上的一种贪图享乐的方式。在中世纪,草药师将可食用的花瓣放入药水和药品中，相信它们可以治愈许多疾病。在伊丽莎白时代，约翰·杰拉德在一本关于食用花卉的权威书籍《草本植物通史》中写道："琉璃苣花制成的糖浆能抚慰心灵，减轻忧郁，让疯癫者安静下来。"后来，在维多利亚女王统治时期，向心仪的女士表露心迹的绅士们会将几盒紫罗兰蜜饯交到所爱之人手中，作为他们永恒的爱、强烈欲望和美好愿望的象征。

现代科学研究发现，我们的祖先早就发现食用花草植物的好处，而不会只利用它们的颜值去装点食物。例如，一项有关琉璃苣花(杰拉德将其命名为"星花")的研究发现，这种花含有某种化学物质，当人们食用它时，会刺激肾上腺产生更多的肾上腺素。当我们感到疲惫时，肾上腺素会让我们振作起来，并能更好地处理一些难题。果不其然，在古罗马时代，琉璃苣就被称为"勇气草"，战斗前会将其赠给士兵，在他们的茶或酒中掺入琉璃苣粉以提高战斗力。

然而，食用花卉也不是一点风险没有。在把花瓣装入菜肴前，你必须非常小心和博学。食用某些花会让你很难受，因为花瓣上含有喷洒的杀虫剂或其他化学物质。要负责任地去寻找可食用的花卉，永远不要吃路边种的花草。准备食用某种植物前，不仅要明确进食的部分没问题，还要确保该植物其他部分也没安全问题。对那些可食用的花卉，必须谨记：少即是多，因为吃多了会让你肚子疼。

尽管如此，食用花卉正在餐馆和度假村流行起来。写这一章内容的时候，我刚好在得克萨斯州中心地带的一个有机牧场、农场和果园里。在这里，有野花牧场——还有42英亩的草本花园、浆果园和不含激素、化肥和杀虫剂的农田——这些都让前来品尝得克萨斯州清新质朴味道的食客们惊叹不已。酢浆草、迷迭香、黄瓜花和南瓜花竞相成为我餐盘里最漂亮的花卉。当端上来的午餐里有一朵花卉时,你看到后会忍不住地微笑。以下列举的是其他一些受欢迎的花卉,它们安全、好看或好吃:

· **矢车菊**　淡蓝色的花朵很好看,适合点缀餐盘,但食之无味。所以相比它们的味道,矢车菊更适合装饰餐盘。

· **石竹类属植物**　这类植物的花通常在古色古香的农舍花园中被发现,最常用于装饰蛋糕,而且它们在液体中也能持久存活,所以把它们加到饮品中,能为夏日鸡尾酒增添不少色彩。

· **倒挂金钟**　口感有点酸,但明亮醒目的颜色和优雅的外形使它们成为非常好的装饰物。花和果实都能食用。

· **酢浆草**　酢浆草的酸可用来代替柠檬酸,能增添柑橘类水果的异域风情——非常适合做沙拉、调味汁,还可把汁挤在比萨上。

· **芙蓉花**　芙蓉花有一种类似蔓越莓的味道,咬起来有点柑橘味。将花瓣烘干后泡茶喝,或者用来做沙拉的配菜。

· **金银花**　无论你要拿金银花做什么好吃的,都不要吃它的果子,因为果子有剧毒,但它的花瓣吃起来像甜甜的蜂蜜,你从金银花那令人愉悦的花香就能做出判断。

· **万寿菊**　它有橙黄色的花瓣,尝起来有点苦。顺势疗法者常将其用于制作药酒、面霜、茶和伤口的药膏中,因为这种花能促进伤口快速愈合并能预防感染。

· **旱金莲**　在牛角状的花朵里,甜甜的花蜜等待着被挤出和吸出。鲜艳的花瓣可用来做沙拉的配菜。

· **三色堇**　早春时节,它能用于漂亮的花卉展示和蛋糕装饰。

· **夹竹桃**　可食用的是多年生夹竹桃,而不是一年生夹竹桃。别把它们搞混了,否则你的肚子要为此付出代价。它尝起来带有辛辣味,能很好地增加食物的香味和色泽(如白色、红色、紫色、粉红色)。

· **报春花**　它的花瓣略带甜味,可为沙拉和凉菜增色。花瓣也能用于腌制或酿酒。

· **玫瑰花**　经典的蛋糕装饰花卉,尤其适用于婚礼和基督教洗礼仪式。玫瑰花香料可用来做蛋糕馅、冰淇淋和糖衣。将花瓣加入糖浆中,煮沸后浸泡一晚,第二天沥干水分即可食用。

· **金鱼草**　它是常见可得的植物,味虽苦,但花色艳丽好看。

· **郁金香**　可用于装饰,它的花瓣大而结实,可用作容器去盛放调味汁、果酱、蘸酱和慕斯。

· **紫罗兰**　这些迷你版三色堇和真正的三色堇一样颜色鲜艳、味道鲜美,秋天和初冬时节就能去品尝它了。

> **喝酒前请三思**
>
> 通过把外在的食材加入皮姆酒杯中,会让皮姆酒更漂亮。将可食用的鲜花、水果和浆果冰冻后备用——甚至还可冰冻一些草药(如罗勒叶)——然后在你的酒水中加入这些冰块,让其看起来新鲜而自然,也让自己的思绪随意飘散。想进一步尝试吗?那可以把单片花瓣和叶子(当然是无毒的——务必仔细检查)放进冷藏袋中冷藏,然后将它们直接撒在你的美酒上。花草茶冰块配上成对的叶子或花瓣也是一款上等、可口的清凉饮品。

四季娱乐活动

食物不仅仅是为了填饱你的肚子——它还是庆祝活动、幸福感和人与人之间联结艺术的核心,当它与广袤的野外相结合的时候,会变得更加美味和令人难以忘怀。所以,你除了要有食物,更要懂得如何利用这些食物。根据不同季节,形成你不同的美食制作风格——从浪漫的野餐到家庭聚会——都要以个性、乐趣和让人感到舒服为核心。

春日嘉年华

· 如果要打印活动邀请函,选用带有春天压花图案的手工纸。

· 充分利用和煦的春风,在你家花园或野餐的地方,把藏式铃铛、捕梦网(一种传统工艺品)和串珠悬挂到树下。

· 在你们聚会的地方,把颜色鲜艳的丝带系到树干上。

· 穿上摩阿娜公主服,头上戴好鲜花。你就是最富有情趣、最有园艺气息的主人。

· 给每张餐巾纸都放上一束鲜花是不错的尝试。

· 不在餐桌上摆鲜花,而是放几盘耐放的水果,比如柠檬、石榴、酸橙和橙子。

· 色调柔和的格子布会勾起人们小时候去农场、产羔羊季节和唧唧喳喳不停的小鸡的相关记忆。桌布和餐巾纸里里外外都是这个格子布图案,在复活节更是如此。因为这是除了圣诞节,唯一"越多越好"的节日,到处五颜六色和闪闪发光的装饰抢了食物本身的风头。复活节要把鸡蛋染成不同颜色,放在桌子中间。用早餐麦片制作可食用鸟窝,用融化好的巧克力粘好,里面放入糖衣巧克力蛋,再将其放在每张餐垫上。

· 把鹅卵石、水、迷你睡莲、花瓣装到玻璃罐里,然后放在餐桌中间作为装饰品。

· 让客人自己去调制甜酒。准备好冰桶和气泡水,这样不同颜色的水晶杯中会存留不同风味的甜酒。

· 忘掉丰盛的正餐,来一顿下午茶吧——配上精致的蛋糕和小三明治,用芥末、水芹和在春天能食用的花卉点缀这些食物——如果天气允许的话,用篮子装好这些食物,方便将其从家里带到花园里品尝。也可以选择乡村的农家茶,在家里的餐桌板上,摆上一盘盘的肉、奶酪、酸辣酱、烤饼和浓缩奶油等美食。

夏日狂欢会

· 无论在白天还是晚上,都可以举办一个夏威夷主题派对。穿上人字拖和鲜艳的花衬衫,头上戴好花环。拿贝壳装饰餐桌,提基杯里满上椰子鸡尾酒。如果你有冲浪板,那水平放置的冲浪板就能变成一个有趣的酒吧。刨冰是岛上的美味,所以购买一台冰沙机来降温吧。

· 在花园办派对的时候,用绳子把贝壳串好,悬挂在夏日的微风中。喷上亮闪闪的荧光粉,让它在日落时分闪烁发光。

· 在炎热的日子里,如果你想让大家都去户外活动,那就要考虑给客人提供遮阳伞、风扇或阴凉处。圆锥形的小屋和帐篷正风靡一时,而且它们也越来越漂亮和便宜了。

· 在精致的碗里倒入蓝色的水,让蜡烛和花瓣漂在碗里,形成一个类似禅宗的水上花园。

· 如果你院子里的空间不够,那搭一顶宝石色系的拉吉式帐篷,能为你们腾出额外的活动空间。该区域可用作放松区、酒吧区或舞池。

· 两个字:灯串。要在户外度过漫长而炎热的夏夜,灯串永远不嫌多。

· 烧烤时不要再吃汉堡、香肠和凉拌卷心菜了,而要尝尝南方风味的甜猪肉、牛腩和青豆。波旁威士忌是一款温和、甜甜的鸡尾酒,就像曼哈顿鸡尾酒一样,非常适合在夏日的夜晚饮用。

· 在餐具、餐巾纸或吧台旁的玻璃罐里放上几根有糖果条纹的棒棒糖,就能收获儿时的甜味。

· 在夏天挂彩旗是最迷人的事情,让人想起去年夏天里的派对。把彩旗挂在树之间,这样乡村看起来更有魅力了。

· 你可以在海边找到的鹅卵石上涂鸦,给它们做上不同标记;

或者在折好的纸船上写上大家的名字。

· 制作冰镇柠檬水,配上奶酪和饼干。我保证这个套餐很美味。

· 还在考虑花钱请人表演？没有什么比一个钢鼓乐队更能给我们带来夏天的享乐了,充满节奏感的旋律能在一秒内把你带到海滩。如果你在城里办派对,那真是一种享受。莎莎舞或桑巴舞也有同样的效果。

· 用旧报纸装好一小份炸鱼和薯条(不包括海鸥)。

· 重返你的青春时代。提供各式各样的水枪、水球及戏水池,让宾客们尽情在其中享乐玩耍。

· 8月的晚上也会很冷,如果你想让宾客们晚上继续在外边玩,就要考虑提供毯子或室外取暖器,或者能否生个篝火给大家取暖。

· 开个冰棒派对。用新鲜的果汁和花草茶制作你自己的冰棒,在冰棒里增添些大自然的美食(如浆果),或者买些冰棒。因为每个人都喜欢舔冰棒。

秋日娱乐

· 夜幕降临,用蜡烛点亮你的浪漫之夜。要有创新性。可以在房间角落里点亮南瓜灯里的茶蜡、大烛台和一串串小蜡烛。屋内既要安全,又要香气——燃烧属于秋天的肉桂和南瓜香。

· 利用各种颜色的落叶和树枝——以及橙色和银白色的闪光喷雾——来装饰家里的壁炉台和桌子。

· 把橡子或栗子擦干净,和迷你版姓名牌一起系在每套餐具上。

· 将南瓜雕刻成各种造型,摆放在聚会入口处、大厅或餐桌中心充当装饰品。

· 在户外电影之夜备好奥斯卡获奖影片,准备好可食用的金色闪光纸杯小蛋糕、爆米花和香槟。想要保证电影结束时集体自拍的效果,准备好灯光、镜头和拍照动作,点亮烟花棒,用它在夜空中书写你最喜欢的演员的名字。

· 棉花糖或爆米花能够为你的室内聚会提供乐趣。

· 咬苹果游戏对于成年人来说并不优雅,但它很好玩。在你的花园里准备好咬苹果游戏场地。

· DIY自助烤土豆摊,那里土豆一摞摞的。把自己想吃的烘豆、胡椒芝士、黄油、红辣椒和酸奶油放一边作为自助吧。

· 如果你要办鸡尾酒酒会,可以备些烤肉(或者香肠烤薄饼)作为小点心。

· 在万圣节晚宴上,在每位宾客的餐具上放些小把戏(如真心话大冒险或提问卡)和零食(如小袋装的橙色、棕色M&M巧克力豆或焦糖爆米花)。这些都是上菜间隙的娱乐活动。

· 为幽灵之夜准备好怪物鸡尾酒——优先考虑绿色黏稠状鸡尾酒,如果你能像惊悚片里的僵尸那样,让烟雾从杯子里冒出来,你就赢了。

· 作为临别礼物,赠送客人小罐装的秋季果酱或蜜饯。醋栗和黑莓总是很受大家欢迎。

冬日赢家

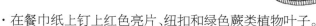

·在通往你家或公寓的路上把灯笼点亮,这样会让你的客人感到温暖和安心。

·给客人端上热气腾腾的苹果酒或葡萄酒,并配以肉桂和橘子切片。

·在餐巾纸上钉上红色亮片、纽扣和绿色蕨类植物叶子。

·冬天是一个闪亮和神奇的季节。对下面这些东西不要不好意思:灯串、闪亮的小物件、蜡烛、亮片——也不要吝惜它们。尽量穿得像主人一样光彩照人。

·轻轻地为浆果和树枝上裹一层假雪花,它们就是节日里最重要的饰品了。在椅背上悬挂常春藤或槲寄生。在圣诞节的聚会上,随处系上槲寄生。

·如果寒霜还没光顾你的窗户,就用雪花图案装饰一下窗户吧。

·12月,通过挂长筒袜、金属箔和小玩意,能把家里沉闷的地方隐藏起来。在家里的进门处摆放一棵真的冷杉树会惊艳到宾客,同时冷杉树散发的香气也会让宾客感受到主人的热情。

·在餐桌上留下冷杉果或糖果棒,附上手写的牛皮纸标签,用它作为座位标记。

·在圣诞节前夕的派对上,饼干是必不可少的食物。确保每位宾客至少能分到一块。

·"一千零一夜"主题夜——它是丰富多彩、令人享受和奢华的——将温暖漫漫寒夜。房间里多放几个超大号抱枕靠垫,再机智地点燃带有橙子香味的蜡烛。

· 上波特酒或雪利酒,也可以尝尝蛋奶酒。用一圈绿、红、银或金色的食用糖和蔓越莓点缀酒杯。

· 烤火鸡卷里裹上土豆泥和蔓越莓酱,用节日鸡尾酒取食签插上就能品尝其美味了,之后记得再吃上一口姜糖饼干。

· 在家门口的圣诞老人雪橇上留下小礼物或迷你冷杉树、仙人掌,上面还可以挂个"谢谢光临"的标签。

· 如果要举办新年晚会,学习一下"友谊地久天长"这几个词。晚会总需要有人来发言的。

· 打破常规,在每年2月过闺蜜节而不是情人节。邀请所有你喜爱的女士——如果你愿意,也可以邀请她们的伴侣——到你的花园聚会,然后共同度过有篝火、热巧克力和有关爱情奇闻轶事的夜晚。

基莉,36岁

通常要举办一场宴会十分复杂,更何况是晚春时节在户外搞晚宴,遇上天气预报说会有雷暴,那我也只好听天由命了。没想到一连下了28天的雨。但我知道,对于我来说,光着脚在草地上结婚,把食物从一个人传递给另一个人,这些和说出"我愿意"这几个字一样具有精神意义,所以我不会放弃在户外办婚宴的想法。在成长过程中,我的目标是能一直待在户外,这也是我的原则和热情所在。结婚从来都不是头等大事,但关爱地球、与朋友和家人一起进餐却是。你可以想象一下,大自然母亲必须在我的餐桌上占有一席之地,因为她对把我塑造成今天的模样功不可没。我很幸运,在5月的那个夜晚，乌云最终散去，夕阳洒满大地。下午6点，我的朋友和家人聚集在松树和橡树环绕的后花园。甚至我们打印婚礼流程的纸张都源自大自然，可循环利用。我们吃的也是农场养的猪和鸡。我们一边分享玉米面包，一边分享我和现任丈夫年少时的趣事。我们有哭有笑，我们在星空下进食。那个夜晚简直太完美了。

动物乐园

作为一位生活在美国陌生城市中疲惫不堪的新手妈妈，生活可能会让我有点孤单和压力——这听起来就像是惊奇的灰姑娘故事——但当我发现我们住在一个有各种各样鸟类和松鼠出没的地方，这些叽叽喳喳的生物在我们的后花园忙碌着，我由衷感到高兴。我在厨房窗户外放了一个喂鸟器和饮水机，这样当我洗碗、忙着捣碎牛油果的时候，就能观察到可爱、毛茸茸的妈妈为它们的孩子准备晚餐。我的孩子们也学着和这些野外的客人温柔对话，尤其在恶劣的冰雪天气，孩子们出门很危险，这时我们家的唯一访客就只有亮红色的红雀和毛绒绒的松鼠了，它们栖息在我们身边，与我们进行面对面的互动。

喂 鸟

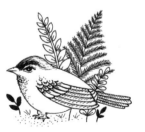

我们需要注意给毛绒绒的朋友们喂什么或者不喂什么，因为它们的进食需求会随着品种、物种和季节的不同而有变化。对于鸟类来说，秋天和冬天是真的需

要人类帮助的季节,所以一定要定期给它们备好食物和水——天气恶劣时应按一天2次的频率准备。在寒冷的日子,要给鸟儿们投喂高品质食物——去当地的宠物店或花鸟市场专门配制鸟食,结合你所在地区、后院鸟类品种和自己的购买能力,去咨询店主并选择不同类型的喂食器。每隔几天就要清理喂食器里的剩余食物,一旦养成了习惯,就要坚持下去。

春夏时节,坚持每天一次的喂食频率,要注意保持喂食器的清洁。避免投喂面包、花生和肥肉,或者其他任何可能对鸟宝宝造成伤害的干燥、坚硬类食物。窒息不仅对人类宝宝是种危险,对鸟宝宝也一样。我们一直认为,面包从来都不是好食物,因为它没有营养,发霉的面包更是有害。注意一天结束时还剩余多少食物,然后相应地调整投喂食物的数量。

把喂食器放在远离食肉猫出没的灌木丛或小树林,如果你家还养了猫和狗,就不要让鸟类在你花园里闲逛。把喂食器放在离玻璃窗3米以内的地方,这样它们就不会冲向玻璃窗,而是慢慢减速到喂食器上休息——这样你还能欣赏它们吃东西时的样子。如果你希望一年四季都有野生动物光顾你的花园,就要避免使用有毒喷雾,并在修剪草坪的时候注意避开草地上可能出现的小生物。

你家花园/动物园的喂食准则

· 投喂高品质食物。
· 不要让动物吃你手里的东西，也不要让它们进入你家。
· 保持喂食器、餐具和桌子清洁卫生。
· 不要用食物吸引小鹿进你家的院子。因为它们不仅会糟蹋你院子里的花和植物，而且对它们自身也很危险。我的邻居，一位很喜欢动物的善良的撒玛利亚人，有一次用食物吸引小鹿到她的前院，小鹿却不幸地困在了她儿子的足球球门里，最后费了好大劲才救它出来，这让所有人都觉得很难过。
· 每次喂适量的食物。喂食过量会改变动物的自然行为和社会化。它们可能会变得过度依赖你，以至于当你离开不再给它们喂食，便无法寻觅足量的替代食物。

招蜂引蝶

要想把你的院子变成一个生机勃勃、五彩斑斓的甜蜜中心，就要把蜜蜂和蝴蝶吸引进来。这些传递花粉的小昆虫和我们花坛之间的良性互动意味着我们的院子值得被我们打造成一个吸引它们的地方。它们通过采集花蜜和花粉，给我们的院子留下各种各样的花卉、水果和蔬菜。

那如何让这些会飞的朋友到我们院子里安营扎寨呢？建议你去当地园艺中心寻求植物种植的帮助，了解哪些植物适合本地种植，或者阅读花卉种植指南书，找到能在你院子里茁壮生长的花卉品种，这样才能吸引周围的传粉者入园。另外，要避免在你的花园里喷洒农药——如果不得不使用农药，尽量选择毒性最小的。生物多样性是生活的调味品，尽可能选择不同颜色、高度和形状的花卉品种，而蜜蜂似乎特别喜欢蓝色、紫色、黄色和白色的花卉。好好种你的花，让它们发挥好自身作用，因为成簇生长的花更能吸引

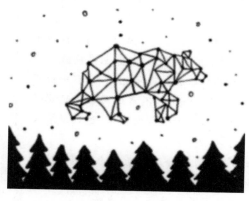

授粉者，花簇越大越好，所以尽情地种花吧。记住，花都喜欢阳光，所以要把它们种在阳光充足的地方——没有阳光会让花儿感到不安。最后，在园艺工作之余，你可以坐下来享受这些忙碌的生物带来的神奇而又悦耳的嗡嗡声。

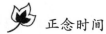 **正念时间**

　　进食能滋养心灵，带着爱意给自己、朋友和家人准备一顿美味，也能有疗愈作用。给自己做个五颜六色的餐盘，照亮沉闷的一天。在大餐盘里，一圈接一圈地将七种不同颜色的水果、绿叶蔬菜或其他菜摆上。你的双眼可以好好欣赏这盘美味，再让你的胃好好享受这五彩缤纷的美味。草莓、橘子瓣、甜瓜球、无花果、蓝莓、李子和樱桃都能用来做盘色彩斑斓的美食。祝您用餐愉快！

12

倾听自然召唤

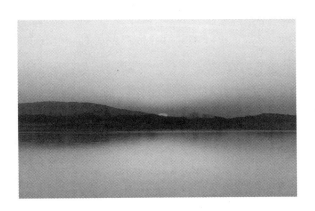

跟着大自然的节奏而活：她的秘诀就是耐心。

——拉尔夫·瓦尔多·爱默生

作为一位40多岁、疲惫不堪的妈妈,我最近刚失去了自己的最后一位祖父母,此刻正从一次健康危机中慢慢恢复,所以之前11章的内容对于我来说特别重要。在我最近的经历中,生与死、恐惧与痛苦经常扼住我的喉咙,让改变的念头渗入我的灵魂深处——其实还远不止于此。你可能也意识到自己需要做出一些改变,在生活的方方面面,为了更好地前行。你需要趋利——在大自然里度过高质量的闲暇时光、学会自我照顾和独处、与你在乎的人建立有意义的关系——也需要避害,比如:担心你无法掌控的事,或者把时间浪费在对你身心健康不利的人、地方和事情上。

认真地生活

想象临终场景也是一种有益的心智练习。当你临终之际,你希望自己花更多时间去做的事或者花更少时间去做的事是什么呢?你不会后悔曾经和伴侣一起看日落,并随着温暖的余晖降至地平线以下,手牵手相互触碰时的美好。你也不会后悔那些周日陪孩子散步的时光,那时他们还小,却沉浸在他们眼前的世界中。你更不会后悔十几岁时和朋友们一起去海滩旅行。你会渴望回到过去那些瞬间——哪怕只有一秒钟——去体会当时的感受。你的心也会在欣喜与悲伤之间摇摆,为经历过的那些时光而欣喜,为不能再活一次的人生而悲伤。

在你临终时,你会后悔没有关注自己的健康,后悔花了太多时间玩手机,后悔在办公室加班到很晚。你也会后悔没有告诉你所爱之人他们对你意味着什么。你会后悔曾经为了那些无法改变的事情而心生愧疚。你还会后悔没有敞开心扉去接受这个世界所提供的一切。

请不要等到为时已晚的时候追悔莫及。从今天开始,过好属于自己的日子吧。

如何让自己变得更幸福?

你想成为什么样的人?我猜你想成为一个幸福、健康的人,对吗?这本书前几章的内容有望帮助你回答这个问题,其中森林疗法的益处、与良人共度美好时光、感受大自然母亲和四季变化等都可以给你不少启发。这并不意味着拥抱一棵树或沿着海岸散步就能消除你所有的担忧和恐惧。有些事情过于悲伤、有难度或痛苦,不会一下子就随风吹散,但我们能找到更好的解决方法。要想让自己的心理负担变少、黑暗的日子变得明亮起来,那就要开始重视自己,让自己处在有益于身心健康的环境之中:家人之间相亲相爱、朋友之间彼此重视、心旷神怡的景色以及参与令人满足、和谐喜悦的活动。上述提到的内容能帮助我们度过那些令人泄气的至暗时刻。改变需要时间——我也是花了40多年才改变的——但我们都能学着去拥抱改变,感恩上天赋予我们的天赋,要坚信现阶段遇到的各种挑战终会让我们变得勇敢、善良和坚强,同时也因为懂得了世界需要我们每个人完成某些任务才能继续运转的道理,所以才更能坦然面对艰辛、重复的日常生活。

热爱生命与恐惧生命

我们多数人都需要过一个警醒的人生,并转变自己的人生态度。有很多人其实一直活在恐惧或痛苦之中——或者过着一种完全没有灵气的生活——他们甚至都没意识到这一点。我们需要跳出藩篱——哪怕你已在花园里——也可以选择去到另一边。我们应该选择拥抱自然,拥抱那个最好的自己。下面有两个术语能帮你选择看待这个世界和自己的方式和角度。

你是热爱生命之人吗?

· 你对大自然和其他生物是否有种情感上、共情的依恋?
· 你是否热爱生活,并极力想要去保护自己和周围的万事万物?
· 当你遇到水坑,是否渴望跳进去? 或者当你看到一朵花,是否想去闻闻它? 你是否曾因目睹山川或聆听大海的声音而变得词穷?

如果你对上述问题的回答都是肯定的,那你就是热爱生命之人。热爱生命的人,意味着生物界及其中的一切对他都十分有吸引力。

你是恐惧生命之人吗？

· 你不喜欢户外活动并且厌恶大自然吗？
· 你不喜欢泥土、突如其来的暴雨或脚踩在沙子上吗？
· 你惧怕那些自己无法控制的东西吗？你对不了解的东西感到紧张不安吗？
如果你对上述问题的回答都是肯定的，那你就是恐惧生命之人。恐惧生命的人，意味着你会忽视自己的祖先和孙辈——最令人担忧的是，你还会对当下那些能让你轻松、快速、免费变得阳光和乐观的方法视而不见。为了让自己更热爱生命，建议反复阅读眼前这本书。

埃维, 46 岁

在我生命中为数不多的几次心碎、极度悲伤的时刻，是大自然治愈了我。我会迷失在森林里——练习行走冥想——这种方法似乎能驱散我的人生烦恼。大自然有无与伦比的美。它地处偏远，它暗藏危险，它永恒存在。所有这些超越了我眼下的困境。所以，大自然能治愈我们，也能帮助我们脱离旧我。

让森林融入你的未来

在未来，你要如何维系你与大自然的关系？显然，不论是个人、社区、国家还是全人类，为了保护我们的地球，都必须做出急切改变。我们需要调整我们的日常习惯，重新教育我们自己和我们的孩子，并开始从长远发展的角度思考，我们能为保护环境做些什么。其实很简单，通过成为户外生活的拥护者，就能对你及你周围人的生活做出微小却有影响力的改善。试试下列这些方法：

·帮助当地学校以及附近公园、养老院或流浪汉收容所经营或者创办园艺学会。

·加入当地公园、公共花园、社区花园、野生动物中心或历史纪念馆的志愿者服务队伍。

·获取相关部门许可，然后植树或种花来美化你所居住的地方。

·在你家后院开垦一片菜地或草本植物园。你如果做不到，那尽可能去当地农贸市场或商店买菜来支持他们。

·在当地组建诸如散步、慢跑、大自然冥想或自行车骑行的活动小组。

·开始堆肥和进行资源的回收再利用。

·改变水、电、塑料和汽车的使用方式。切记：减少，减少，再减少。

·与当地政府保持联系，了解并参与到他们的环保项目中。

·为了改善你周围和地球的环境，要留心自己是如何管理家园和打理花园的。你需要往里面补充些什么？或者你要舍弃什么？

·通过捡垃圾来保持你所在社区的整洁，也可以成立小组，大家一起做这件事。

·让你的父母、孩子和邻居了解世界地球日——在当天举办聚会或电影之夜。与朋友、家人庆祝季节的变化，或者在夏至日、冬至日进行庆祝。

・为保护环境和你热爱的自然领域(如海洋、农业、动物保护等),贡献你的时间、金钱或者创意。跟随自己的内心就好。

・收集大自然及其对你家庭带来影响的奇闻轶事、故事、照片和图片,并将其制成剪贴簿传给下一代。

・在你的家人或朋友中建立参与户外活动的传统,在当地开展每周一次的远足活动,或者每年进行一次期盼已久的森林峡谷露营之旅。

盖布丽埃尔,38 岁

我与大山之间的紧密联系已经融入我的血液之中。我父亲是纽约人,但在我出生前几年全家就搬去落基山脉生活了。在我的成长过程中,他常带我们去滑雪、徒步旅行和雪中健行。父亲作为我们镇上首批家庭医生之一,在去年年初去世前夕,每天都还会在我们儿时居住的地方附近,徒步一小段路程上山,然后穿上他的工作鞋去探望病人。在他弥留之际,我们把他的床朝向我们家东面的山脉。他就这样看着他最喜欢的美景之一离开了人世。根据他的遗愿,我们将他的部分骨灰撒在了他最喜欢的一条远足路线的山顶上,另一些骨灰则撒在了他每天徒步巡诊的山上,剩下的骨灰则分给了他的孩子们,我们每个孩子都把他的骨灰撒在了自己家附近的山上。现在,当我想和他说话或只是想感受他的存在时,我就会穿上登山靴走进大自然。在他去世后的首个生日,我和我的兄弟姐妹们都各自本能地这样做了,之后每年他的生日、忌日和父亲节那天，我们仍旧会"为父亲登顶"。

多彩的颜色

颜色疗法又称色光疗法，是一种通过带回户外颜色给人的内在带来愉悦的方法，拥抱大自然中那些给你带来平静、幸福感的颜色，用不同颜色来装饰你家，让家变得更幸福。当你在森林或海边散步时，把你最喜欢的颜色记在心里——也许拍个照会帮助你记住这些颜色——之后通过绘画、制作意义非凡的工艺品和让你快乐或放松的小物件，去诠释不同的颜色以及它们对你产生的积极影响。即使你不能在户外活动，你照样能利用大自然的颜色去创造你想要的生活。

·**蓝色** 把大海和天空涂鸦在你家的四面墙上。浅到中等程度的蓝色会让人感到放松、振奋和宁静——它是安静冥想区域的完美配色。

·**绿色** 它是大自然的经典颜色——树木、草地、苔藓和牧场都是绿色的——是适用于室内任一区域的颜色。可用于任何你想提升健康、和谐和幸福感的空间。

·**淡紫色** 它具有镇静和促进睡眠的作用，适用于卧室或你喜欢坐在那里看书或冥想的房间里，会让人觉得深处于放松的野花丛中。

·**橙色** 它像太阳一样明亮，可用它营造温暖、活泼的气氛。在你家最适合社交活动的房间搭配这种颜色，让其成为恢复活力的地方。

·**红色**　它像红玫瑰一样浪漫，能让一个空间变得温暖、舒适（甚至是性感），但在错误的空间使用这种颜色，会让人产生幽闭恐怖和沉重的感觉，所以要谨慎使用红色。

·**黄色**　正如漫步于金黄色沙滩的人会觉得神清气爽，黄色会让人们感到有活力和自信，热切地想要进行脑力或体力活动。它是适用于餐厅和客厅等社交场所的配色，但要避免在卧室使用它，因为黄色可能会让你过于警醒而无法入睡。

如何在困难时期保持与大自然母亲的关系

有时我们感觉没有活力、精力不济、消极或怯懦。有时我们会受挫、崩溃，想要躲起来，闭门不出或者躲在被子下，以逃避阳光的照耀。这个时候，你有两个选择：

1. 去回想走出户外拥抱大自然所体会到的快乐。

2. 把大自然的神奇力量带进你家。

做第一个选择，可以通过回忆和自我觉察，回想曾经在户外拥抱大自然时，你所体会到的内心强大和快乐。那时候，你的心情变好了，感到精力充沛，焦虑也得到了缓解。好好回忆一下，你与大自然母亲保持良好的互动是如何减少自己各种负面情绪的，它让你更有创造力、更聪明、更健康、更善良，并能增强你的免疫力和心脏健康水平。最后一点，研究还表明拥抱大自然更能让你过上幸福、长寿的生活。记住上述这些更能激励你去户外活动。

做第二个选择，当你感到自己的身心无法造访大自然的时候，这时你可以邀请它到家里做客。视觉上，通过照片、油画和素描让自己处于大自然美景的包围之中。嗅觉上，在你的藏身之处喷洒源自大自然的解压香味——泡泡浴、面部精油喷雾和香薰蜡烛都能发挥这个作用。每个周末都送自己一束花，培育盆栽、窗台花箱或者悬挂气生植物都可以。回忆你最喜欢的野外时光，然后在白日梦中度过一天。在家里继续你在大自然中的正念练习，为自己创造一个安静和舒适的空间。研究表明，仅仅通过看大自然的照片或者闻大自然的气味，就会对人的心理健康产生积极影响。

人老心不老

最后，我真的相信，当我们拥抱大自然的时候，我们会有意愿和渴望——以及力量——去成为最好、最幸福的自己。我知道这一点，是因为我们生来如此。当我们还是孩子的时候：

· 我们是探险家

· 我们是发问者

· 我们是冒险家

· 我们是守护者

· 我们追求幸福

· 我们追求进步、自由和健康

作为孩子，我们知道没有什么比踩水坑、在海浪中翻滚或淋雨更能让我们感到舒服的了。在那些瞬间，我们曾经是——现在仍然可以是——最好、最真实、最快乐、最勇敢的自己，即使我们现已成年。

 正念时间

在大自然中选择一个你最喜欢的地方，那是一个不用担心会被打扰或是觉得受到限制的地方，然后安静、舒适地坐在那。闭上眼睛，吸气、呼气，让身体紧贴在地面。感受全身每一块肌肉、骨骼和肢体。全身放松，专注于你吸气和呼气的声音、节奏。用你的心灵之眼觉察自己——那个最好的自己。好好审视一下，注意你的站姿、你的微笑以及你是如何与周围世界展开互动的。现在，慢慢觉察你的想法。觉察你此时此刻的感受、觉察你想要的感受以及什么能让你快乐。觉察未来的自己。觉察你的幸福、个性、善良和能量本质。睁开双眼，为你是谁、你在哪、你对未来的掌控而感到幸运。

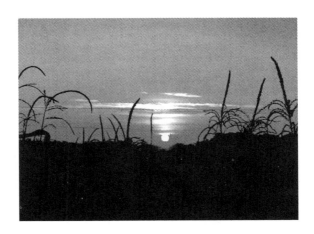

致谢

感谢出版这本书的一群人,谢谢你们——你们是多么新鲜的空气啊!佐伊·罗斯,我的经纪人,我喜欢你的热情、效率和毫不费力的酷,我觉得很幸运能有你——还有联合代理公司的明星团队的其他优秀成员,尤其是全球精英亚历克斯·斯蒂芬斯和乔治娜·勒·格里斯——在我身边。

吉莉安·杨,感谢你对本书的资助。还有安娜·斯蒂德曼,感谢你优秀的编辑能力和出版视野,让本书得以出版。谢谢吉莉安·斯图尔特帮我解决书稿中的疑虑,谢谢……

露丝·克拉多克,我的插画家——我多年来一直喜欢充满奇思妙想的迷人的插画,我很高兴能用它们装饰我的文字。

感谢那些与我分享温暖人心或令人心碎的故事的朋友们,你们与自然的紧密联系现在成了这本书中我最喜欢的部分,我非常感谢你们的诚实。多亏了罗西,你让我觉得在这个话题上应该有一本书。感谢我的高地公园小学和克伦肖运动俱乐部的同事们,你们在各种天气加入我和我的孩子们,让我们的野性在开放的户外尽情释放。

致我奇妙的家庭、漂亮的教子和最坚定的朋友:你们是我的春、夏、秋和冬。谢谢你们给我带来的快乐!

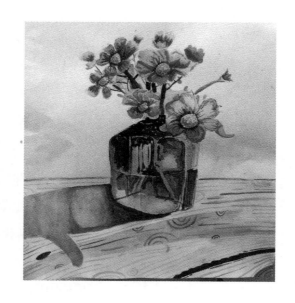

译者致谢

　　首先,感谢作者和译者们所经历的生活事件,大自然在创伤面前永远具有最强的疗愈作用,没有生活的创伤,作者和译者们就没有这么强的动力要撰写、翻译这本书,以使更多有创伤的人能从中获益。

　　感谢支持出版这本译著的人们,尤其是出版社的老师们,有了你们的支持和认可,才使得本书能以中文形式快速出版,方便了大量外语阅读能力有限但又能从本书获益的人们。

　　感谢潜在的读者们,在我过去的工作经历和咨询经验中,我发现很多人都需要大自然的力量进行自我疗愈,但却缺乏现实的引导。因此看到这本书我就有强烈的翻译欲望,因为我知道还有很多人可以从此书获益。

　　感谢把自己的作品(照片和绘画)分享给本书的人们,包括南疆记者索延客、阿里新闻工作者戴学武、华中科技大学同济医学院附属梨园医院杜俊峰医生和我可爱的女儿李思颖。

　　最后,感谢我的家人们,尤其是我的父母,你们都

是普通的农民，但是却在我成长的过程中让我感受到
来自大自然的生命力给我带来的希望、力量和疗愈。
这增加了我翻译本书的意愿。

戴 琴

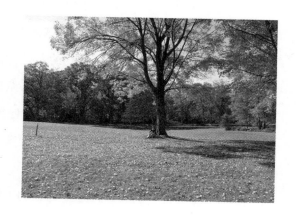

关于译者

　　译者戴琴,女,1977 年 11 月出生,重庆江津人。现为陆军军医大学医学心理系教授,博士生导师,中国社会心理学理事、军事心理学专业委员会主任委员,中国心理学会心理学普及工作委员会、情绪与健康专业委员会委员。欧洲著名"Expertscape"排名 Top2.1%学者,2022 年 Elsevier 高下载论文作者获奖者,陆军科技英才,重庆市学术技术带头人后备人才。2011 年美国密歇根大学访学一年。从事抑郁防治和心理健康促进研究工作 20 余年,提出心理健康促进新策略和抑郁防治新方法,总结出抑郁易感的行为学特点,提出抑郁发生率性别差异的理论假设;观察了抑郁注意抑制缺陷的脑区激活特点及环路机制;开发出抑郁耐受注意训练模式,为抑郁防治提供新思路;形成基于慈心冥想的爱能教育训练方案和基于冥想的情绪表达干预策略,为心理健康促进提供了新的可供选择的干预方法。主持国家自科基金、国家社科基金、国家博士后基金、军队创新课题及省部级自然基金重点项目等13项课题,以第一作者和通讯作者的身份发表论著100余篇,其中SCI收录26篇、总影响因子97.88。获中华护理学会科技奖三等奖、军队医疗成果奖三等奖。以第三完成人开发软件《军人抑郁防治的认知神经训练系统(2018SR1070957)》并投入使用。主编国家级教材《健康心理学》1部,参编《抑郁症认知神经基础》等教材13部(含人卫科"十三五"规划教材3部),其中参编人民卫生出版社的《医学心理学》于2008年被评为原总后百部精品教材;参编人民卫生出版社的《健康心理学》于2020年获天津教材建设优秀教材二等奖;参编人民卫生出版社的《护理心理学》于2020年获黑龙江省教材建设优秀教材一等奖。

译者谢菲,女,1989年2月出生,江西宜丰人。现为陆军军医大学护理系讲师,博士在读。主要从事心理健康促进研究,参与军队各类课题4项,以第一和通讯作者发表论文5篇,其中SCI 2篇。参编国家级教材1部,主译图书1部。

译者谭洁滢,女,2000年11月出生,重庆酉阳人。本科毕业于四川外国语大学,受过专业英语训练4年,英语专业八级。现为重庆大学公共管理学院心理学专业在读硕士研究生,师从陆军军医大学医学心理系戴琴教授。

参考文献

Almon, Joan, *Playing It Up: With Loose Parts, Playpods, and Adventure Playgrounds*, CreateSpace, 2017.

Gardner, Howard and Katie Davis, *The App Generation: How Today's Youth Navigate Identity, Intimacy, and Imagination in a DigitalWorld*, Yale University Press, 2014.

Jordan, Martin and Joe Hinds, *Ecotherapy: Theory, Research and Practice*, Palgrave, 2016.

Louv, Richard, *Last Child in the Woods: Saving our Children from Nature-Deficit Disorder*, Atlantic Books, 2010.

McGeeney, Andy, *With Nature in Mind: The Ecotherapy Manual for Mental Health Professionals*, Jessica Kingsley Publishing, 2016.

Palmer, Sue, *Toxic Childhood: How the Modern World is Damaging Our Children and What We Can Do About It*, Orion, 2006.

Weaver, Dr Libby, *Rushing Woman's Syndrome*, Hay House, 2017.

Williams, Florence, *The Nature Fix: Why Nature Makes Us Happier, Healthier, and More Creative*, W. W. Norton & Company, 2017.

图书在版编目(CIP)数据

森林疗法：拥抱大自然、获得幸福的季节性方法/
（英）莎拉·伊文斯（Sarah Ivens）著；戴琴等译.
重庆：重庆大学出版社，2024.10. ——（鹿鸣心理）.
ISBN 978-7-5689-4578-3

Ⅰ. R454.6

中国国家版本馆 CIP 数据核字第 2024W1Z302 号

森林疗法：拥抱大自然、获得幸福的季节性方法

SENLIN LIAOFA:YONGBAO DAZIRAN、HUODE XINGFU DE JIJIEXING FANGFA

[英] 莎拉·伊文斯(Sarah Ivens) 著

戴琴 谢菲 谭洁滢 译

鹿鸣心理策划人：王 斌

策划编辑：敬 京

责任编辑：敬 京　　　　　版式设计：敬 京
责任校对：刘志刚　　　　　责任印制：赵 晟

＊

重庆大学出版社出版发行

出版人：陈晓阳

社址：重庆市沙坪坝区大学城西路 21 号

邮编：401331

电话：(023)88617190　88617185(中小学)

传真：(023)88617186　88617166

网址：http://www.cqup.com.cn

邮箱：fxk@cqup.com.cn(营销中心)

全国新华书店经销

重庆市国丰印务有限公司印刷

＊

开本：720mm×1020mm　1/16　印张：14　字数：149 千
2024 年 10 月第 1 版　　2024 年 10 月第 1 次印刷
ISBN 978-7-5689-4578-3　　定价：68.00 元

本书如有印刷、装订等质量问题,本社负责调换

版权所有,请勿擅自翻印和用本书
制作各类出版物及配套用书,违者必究

FOREST THERAPY：Seasonal Ways to Embrace
Nature for a Happier You
By Sarah Ivens
Copyright ©2018 by Sarah Ivens
Simplified Chinese edition copyright：
2024 Chongqing University Press Limited Corporation
All rights reserved.

版贸核渝字(2024)第 176 号